こんなの
理不尽！

Tsuyoshi Miyamoto
宮本 剛志
シニア産業カウンセラー

怒る上司のトリセツ

時事通信社

はじめに──他人の「怒り」に悩む人が増えています

「怒られる不安」に悩んでいませんか

「先生、私は、会社であの人の顔を見るだけで緊張してしまうんです」「あ、あの人にいつ怒られるのか、また怒られないかと、いつもビクビクしています」「毎朝、今日一日、あの人に何を言われるかを考えると、怖くて……」

私は、「シニア産業カウンセラー」として、さまざまな企業に勤める人々のカウンセリングを行っていますが、こうした相談を受けることが年々増えています。

「産業カウンセラー」とは、働く人たちが抱える問題を自ら解決できるよう、心理的手法を用いて援助する専門家です。主に「メンタルヘルス対策」「キャリア開発」「職場における人間関係開発」の3領域で活動しています。

私のところに寄せられる相談内容はさまざまですが、多くは仕事や職場を中心としたストレスの悩みです。

怒りに正しく対処する「アンガーマネジメント」

厚生労働省の調査によると「現在の仕事や職業生活に関することで、強いストレスとなっていると感じる事柄がある」と答えた人は、約6割（平成29年度「労働安全衛生調査（実態調査）」）です。その原因のトップは「仕事の質・量」で、そのうち、約3割の人が「対人関係」を挙げています。

「対人関係」は双方向のものです。あなたが誰かに「怒り」をぶつけられると憂鬱になり、やがてそれがあなたの悩みになってしまうことがあります。その一方で、「怒り」をぶつけた側も、注意した、あるいは叱った程度と思いつつも、「ちょっと言いすぎたかな」「パワハラと取られないかな」と心配になり、内面に不安を抱えています。

「アンガーマネジメント」という言葉をご存じでしょうか？　自分の「怒り」に正しく対処し、健全な人間関係をつくりだす知識や技術がアンガーマネジメントです。私が所属する「一般社団法人日本アンガーマネジメント協会」の代表理事・安藤俊介氏は、次のように説明しています。

「アンガーマネジメント」は、１９７０年代にアメリカで生まれた「怒りの感情と上手につき合うための心理トレーニング」です。

怒らないことが目的ではなく、怒る必要のあることは上手に怒り、怒る必要のないことは怒らなくて済むようになる。その線引きができるようになることを目的とします。

（安藤俊介『誰にでもできるアンガーマネジメント』より。傍点は著者）

私のカウンセリングでも、この技術を用いて相談者に自分自身の「怒り」の対処法をアドバイスしています。目指すのは自分の「怒り」の感情で後悔しないことです。

こうした視点で今までは「怒る人」の問題や課題が語られてきました。しかし、私は、「怒られる人」——他人の「怒り」に悩む人が増えている現状にも注目する必要があると思います。

パワハラとなりかねない強い指導。部下とのジェネレーションギャップがもたらす仕事への価値観の違いや強いいら立ち。顧客対応やクレーム対応でのストレス……。

対人関係のストレスから「怒り」を抱え、時には爆発させてしまう人がいる一方で、当然、その周囲には「怒り」を受ける人がいます。

本書を手にしたあなたも、誰かの「怒り」に悩んでいるのではありませんか？

怒られると、何も考えられなくなる

人には喜怒哀楽の感情があります。

「喜」と「楽」は、ストレスからは生まれません。ストレスのイライラは「怒」を生み出します。同時に、怒られた側の人の心には「哀」を生み出します。誰かの「怒り」に悩む人は、「つらい」「悲しい」と胸の内を私に明かします。

怒られて、他人の「怒り」から自分を守れなくなり「気づいたらボーッとしていて、何もできない」という相談例が増えています。

相手の「怒り」に対して受け身になり、どうしてよいか分からなくなり、「自分は期待をされていないのだろうか」「どうすればいいのだろう」と悩んで、やがて「悲しい」という「哀」の感情に囚われてしまうのです。

しかし、ここで一度、振り返ってみてください。「怒っている」のは誰でしょうか。あなたの周りの「あの人」「他人」「誰か」であり、あなたではないのです。

喜怒哀楽の感情は、本来、自分の中から湧き起こるものです。それなのに、なぜ、あなたの「哀」が他人の「怒」によって生まれ、それに支配されなければならないのでしょうか？

理不尽な怒りにさらされて、
どう思いましたか？

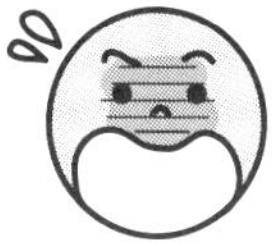

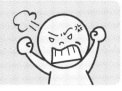

こちらも頭にきて
大声で怒鳴り返した。

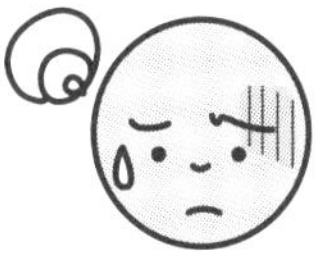

困惑して、どうしてよいか
分からなくなった。

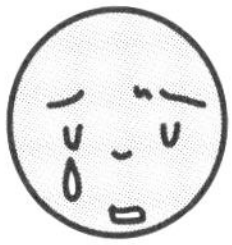

悲しくて涙が出てしまった。

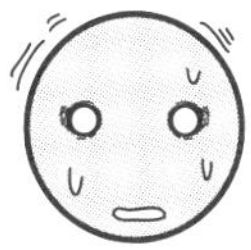

怖くなり、ふるえてしまった。

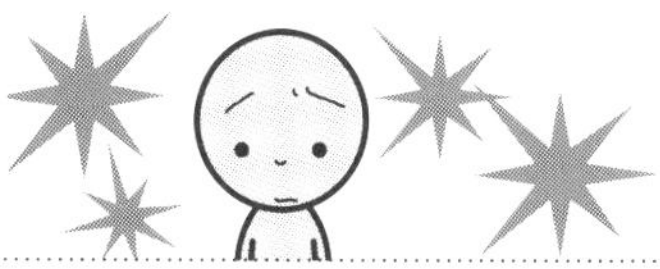

周りが見えなくなった。

困ったり不安になったりする。でも、どうしていいか分からない。だから悲しくて、何も考えられないままボーッとしてしまう。あるいは途方に暮れてしまう。

それは当然なのです。理由が自分の中にないのですから。

「怒り」の被害者にならないために

他人が原因で生まれる「怒り」にあなたが悩み、苦しむ必要はありません。それが、私が本書で伝えたいことです。そしてあなたと一緒に目指すのは現状から抜け出すための方法を身に付けることです。

人間関係が原因の悩みの出口は2つです。無関係としてしまうか、関係改善を目指すか。本書では、「アンガーマネジメント」の方法論に加え、心理療法やコーチングなど、私が日々、カウンセラーとして、アドバイスしている他人の「怒り」への対処法を紹介します。

もうこれからは、周りの「怒り」の感情に振り回されない――その出口への道順を、一歩ずつ一緒に探していきましょう。

2019年1月

宮本　剛志

※なお、本書に登場する事例は実際のものではなく、私の相談対応の経験から作成したものです。

目次

「怒り」への対処術②——起承転結法 051

「怒り」の消火、4つのタイミング

「起」の術 「怒り」のスイッチを探す……時期／場所／体調／やりとりの状況

「起」の術は緊急避難

「承」の術 「言い訳」に注意

問題点の説明を「言い訳」と取られた

「怒り」は「言い訳」と受け止める

発火点には「出来事」と「気持ち」の2つがある

本当の発火点を見極める「見立て」

「耐える」のではなく、「理解」を示し「共感」を得る

意表を突く「感謝」

「転」の術 「怒り」の流れを変える

「謝り方」で相手の信頼を獲得

ワンクッションの言葉が「怒り」の連鎖を止める

さらに「意欲」をプラスで大逆転

なぜ話の長い人は怒られるのか

「全部話したい」をグッと抑える

「結」の術 効果的な「クロージング」

「結」の術の極意には「交代する」もある

「今回はここまでやり切った」という自己肯定感を持つ

第5章

職場の人間関係を改善する「怒り」のトリセツ 157

第1章

もう悩まなくていいんです

怒る人の「手の内」を知る

私も以前は「怒る人」だった

「宮本さんは、いつも誰かのことで怒ってますよね？」

仲の良い友人から、そう言われて、私はギョッとしたことがあります。カウンセラーになる前、会社に勤めていた頃の話です。

ある企業の支店から本部に異動し、経営部門直属の顧客対応部署を任されていました。日々、相談室に寄せられる膨大なクレーム対応。その情報を全支店と共有し、部署に配属される新人育成まで……。常にストレスを感じて、「怒り」のかたまりのような日々を過ごしていました。

向上心や改善意欲、例えば「やってやるぞ！」といった気持ちが伴う「怒り」は必ずしも、すべて否定されるものではありません。

こうした「怒り」は、よりよく制御できれば、困難な課題を乗り越えるために、そのエネルギーを使うこともできるからです。

しかし、多くの場合の「怒り」は、身勝手から発せられるもので、そのイライラは周囲に拡散されていく悪循環を起こしがちです。

友人は、そんな私の「空回り状況」を見かねて忠告してくれたのでしょう。

それが、私の転機となりました。

友人は、さらに「アンガーマネジメントというものがあるよ」と教えてくれたのです。そこから学び始めて、アンガーマネジメントの資格を取り、自分を素材とし、職場を実験場として、「怒り」の制御とその効果を日々確認していくことができました。

自分の「怒り」の仕組みが見えてくると、社内の仕事がうまくいかない理由に、関係者相互の「怒り」があることが分かりました。また、顧客からのクレームの中にある「怒り」の構造が把握できるようにもなり、自分も含め、「怒る人」の手の内が分かると、ただイライラ、オロオロするだけではなく、この仕事を、この職場を「どうしたいのか」という出口が見えてきました。そして、課題の一つひとつを改善していくことができたのです。

「怒り」の対処を知るために、まず、怒る人の「手の内」の理解から始めましょう。

「怒り」の理由

「はじめに」でお伝えしたように、相手の「怒り」は、あなたとは無関係な相手の理由や事情から発しています。では、怒る人は、どんな理由で怒っているのでしょうか。よくあるタイプ別に見てみましょう。

「強い信念がある」タイプ

中高年以上の40代、50代の怒りっぽい人に多いのは、自他共に「仕事ができる人」です。激しく変化するビジネス環境で、先例がない中、なんでも自分でやり、叩き上げでやってきた自分への強い自信があります。

その価値観を前提に、他人にも同じような苦労や努力を求めてしまうため、「そんなこともできないのか」「自分で考えろ」「皆そこからはい上がってきたんだぞ」と、説明なしの「怒り」の直撃が続きます。

「ストレス抱え込み」タイプ

意外かもしれませんが、中高年の職場でのイライラやストレスの理由を探っていく

怒りの理由はさまざま

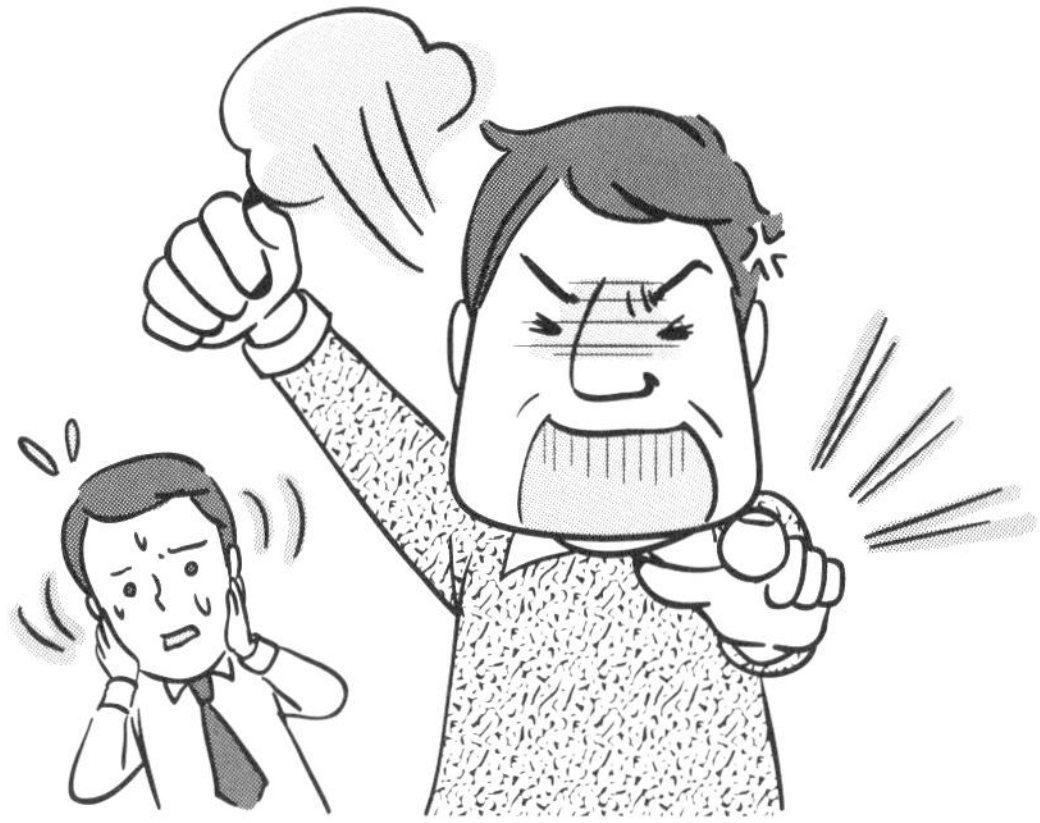

と、家庭や親族に関するプライベートの悩みが多いものです。
夫婦関係、親の介護、子どもの教育費、家のローン……。「家庭の問題を仕事に持ち込まないで」「それを他人にぶつけないで」と思いますが、これが「怒り」の原因になっているのです。

「好き嫌いで決める」タイプ

受け答えの態度がとにかく気にいらないから、理由を説明することもなく怒る。同じことでも相手によって態度が変わる。そのことに無自覚なので、周りを振り回している「怒り」にも無自覚です。

どの「怒り」も、その理由を具体的に見れば見るほど、あなたとは無関係なのです。

相手の「怒り」に巻き込まれない

「初期消火」が大切

相手の「怒り」が、自分とは無関係と分かりました。では、それに巻き込まれないようにするためにはどこに注目すればいいのでしょうか？

次頁の図のように「怒り」には一連の流れがあります。どこかで発火し、その火種がくすぶっていたものが時に火柱を上げ、時には自然に鎮火し、そうかと思えば何かに燃え移り、大爆発を引き起こすことがあります。

他人の「怒り」に悩んでいる人のカウンセリングでは、この最初の「火種」に気付いていない人が多いようです。最初を見逃しているため、突然の火柱に慌てて、時に起きる大爆発にも巻き込まれてしまうのです。

怒りには一連の流れがある

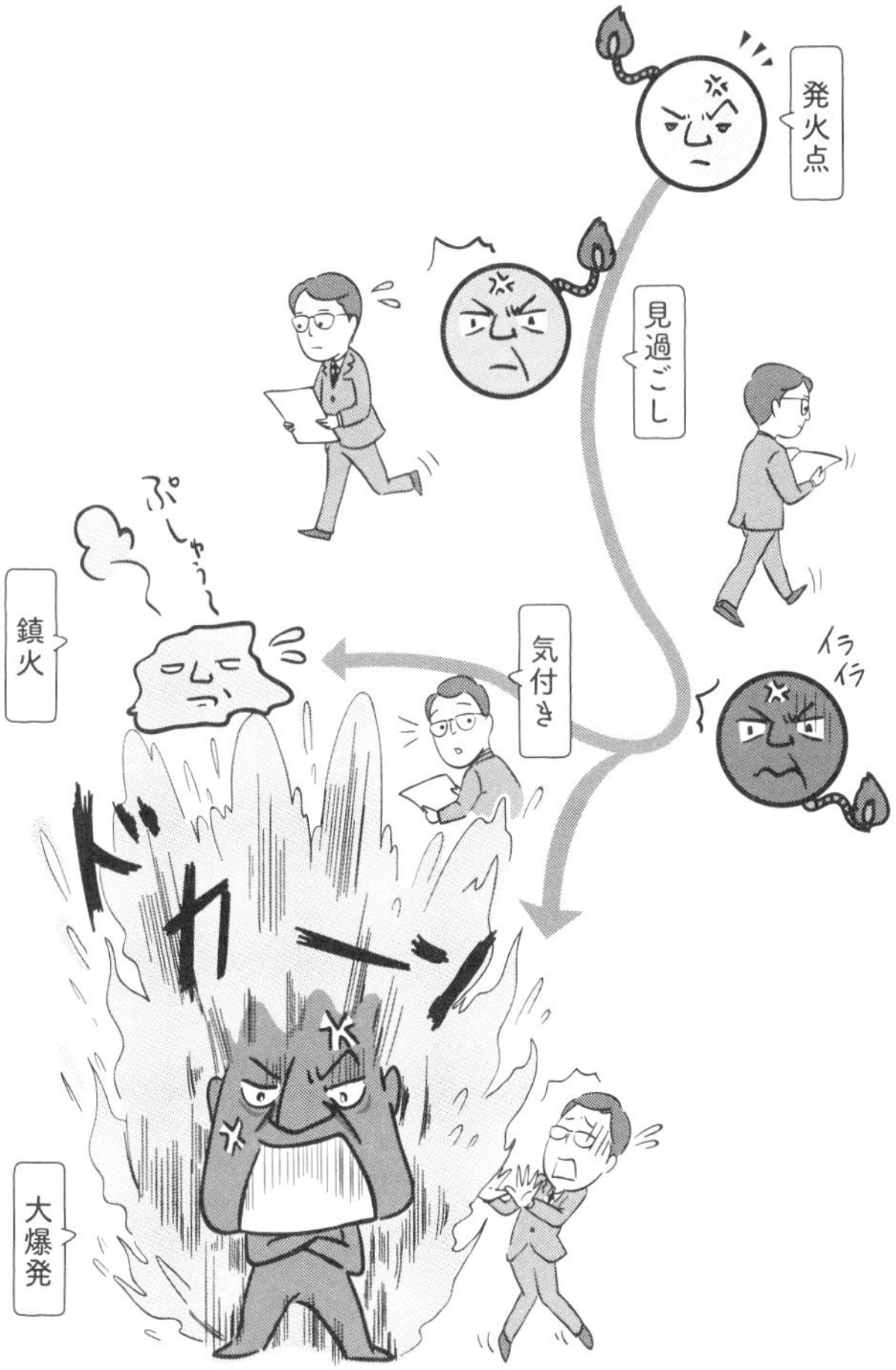

「怒り」から抜け出す4つのステップ

ステップ① 出口を決める

「怒られる」↓「ボーッとして何もできなくなる」↓「さらに怒られる」。

他人の「怒り」の理由が自分とは無関係と分かっても、この迷宮の中にいては、状況は変わりません。あなたと相手の関係は、それが職場や取引先、顧客対応等、シチュエーションが違っても、一方的な「怒る・怒られる」もので、しかも発生から鎮火まで相手に主導権を握られている状況です。

相手の「怒り」の感情に振り回されることなく、また、あなたの感情を相手の都合に支配されることなく、あなた自身がどのような状況を望むのかを思い描くことがスタートであり、その実現がゴールとなります。

あなたはどうしたいのでしょうか？

相手を「やっつけたい！」ですか？　それはあまりお勧めできませんが、そう思えたなら、あなたの中の「怒り」は相手に対抗できているので、すでに迷宮からは脱しているのかもしれません。具体的な対策も考えられます。これについては3章を読んでみてください。

もしくは「逃げ出したい」ですか？　これも一つの手段です。深刻な場合は、逃げることも現実的に考えるべきなのでこれについても後述します（4章）。

多くの人は、仕事や職場という自分の場所を守りつつ、「できれば相手と上手にやっていきたい」を望むのではないでしょうか。

実際に、私のところに寄せられる相談でも、「あの人からもう怒られない環境が実現できれば大丈夫」というものがほとんどです。迷宮の中にいる時は分からないかもしれませんが、意外に出口はすぐそこにあることが多いのです。

まずは出口を決めましょう。

ステップ②　観察する

あなたが「怒られている」という最大の悩みを「怒られない」という逆転の環境に変える道筋を見極める。その第一歩は、「観察」です。相手の「手の内」を知るためにも、あなたが追い込まれている迷宮の状況を俯瞰するためにも必要です。

観察法については、2章で詳しく説明します。

ステップ③　分析する

相手の「怒り」には理由があります。それに加えて、発火の原因や、よく燃える燃料、鎮火する条件、もちろん大爆発の要因もあります。それら諸条件を分析し、適切な対処を行えば、他人の「怒り」を制御し、巻き込まれることから脱却できます。

相手の「怒り」を知る上で役立つのが、アンガーマネジメントの知識と技術の応用です。自分と相手の価値観の違いを知る方法については5章で詳しく説明します。

ステップ④　最終防衛ラインを決める

いよいよ、相手の怒りに対処しますが、「怒り」の根拠が、常に相手の感情にあることを忘れないようにしましょう。

ただし、相手のせいだと思い、自分は正しいと頑張り過ぎると、自分で自分を追い込む危険もあります。相手が社内の人であれば、今後の仕事、職場、部門等を踏まえて、どこまで後退できるかという「最終防衛ライン」を心の中でそっと決めておくことをお勧めします。

社外の人である場合もまた、どこまで下がれるか、あるいはどこまで出ることができるかを考えることが有効です。6章では自らの怒られやすい体質を改善する方法を詳しく説明します。

本書ではさまざまな対処法を紹介します。その中から、ぜひ自分に合ったものを見つけてください。

そして、第2章に進む前に「あなたはどうしたいのですか？」という問い掛けに、もう一度耳を傾けて、自分はどうしたいのかを考えてみてください。

第2章

周りの「怒り」への対処術

「怒り」のピークの生まれ方

「怒り」にとらわれる人が増えている

「駅員が乗客に暴力を振るわれた」「店員が客の理不尽なクレームに謝罪を強いられた」「高速道路で執拗にあおられた」……。そんな「怒り」を伴うトラブルや事件をニュースで見聞きすることが増えた気がしませんか？

カウンセリングの現場でも、怒る人と怒られる人の双方の悩みと向き合うと、いずれも「怒り」を介したコミュニケーションにとらわれている現状から抜け出したいという気持ちがヒシヒシと伝わってきます。

「怒り」に悩んでいる人からすると「コミュニケーション」というのは違和感がある言葉に聞こえるかもしれません。

どういうことかを理解するために、「怒り」の生まれ方を見てみましょう。

怒りが生まれるまでの3段階

第1段階
「出来事に遭遇」
何らかの出来事があったり、誰かの言動を見たり、聞いたりする。

第2段階
「出来事の意味づけ」
その出来事、誰かの言動などが、どういうものなのかを考え、意味づけをする。

第3段階
「怒りの発生」
意味づけをした結果、自分が許せないものであれば「怒り」が生じる。

安藤俊介『アンガーマネジメント入門』朝日新聞出版（2016年）より

「怒り」の判断基準「べき」

上の図のように「怒り」が生まれるまでには3つの段階があります。つまり、「出来事に遭遇」したことですぐに「怒り」が生まれるのではなく、その間に「出来事の意味づけ」という、怒る人の解釈や判断が入り、怒るか怒らないかを決めているのです。

この時に判断を左右するのは、怒る人の価値観そのもので、この判断基準をアンガーマネジメントでは「コアビリーブ」と呼んでいます。

これは、分かりやすい言葉で言うと「べき」という考え方や信念です。

物事はこうあるべき、こうあるべき。こうした状況ではこうすべき、これは、私やあなたにもあり、誰もが持っている「価値観の辞書」です。

私たちがこれまで生きてきた中で経験したことや学んだこと、その積み重ねの中で編集された「辞書」なので、内容は人それぞれ違っています。つまり、コアビリーブは、社会一般が共有する「一般常識」とは異なるのです。

しかし、多くの人が自分の「べき」と「一般常識」とをイコールで結び付けるために、自分の価値基準で「NO」と判断した怒りには、社会的にも正当性があると思ってしまうのです。

「怒り」の発火点「べき」を否定しない

「こうすべきだ」と怒っている人に対し、怒られている人も「いや、そうではなく、こうすべきだ」と反発を感じることもあるでしょう。

価値観の基準は、人それぞれ違うのだから当然です。

しかし、「価値対価値」のぶつかり合いは、互いの「怒り」を増幅し合うだけで、議論をかみ合わせることすら難しくなります。また、怒られることで悩んでいる人にとっては、「違う」と思いつつも、反論もできないまま、「なぜ黙っているんだ！」と「べき」の追い打ちにあい、まったく余裕のなくなってしまうこともあるでしょう。

さて、「怒り」の発火原因にもなり得る、この「べき」にどう対処したらよいのでしょうか？

結論から言えば、怒っている人の「べき」は否定してはいけません。その人の価値基準を、その場で否定して、心から納得してもらうことなどはそもそも不可能ですし、そんなことを重ねていたら人間関係も、会社などの組織も、根本から崩れてしまいます。

現実的には、まずは相手の「怒り」を否定せず、自分にその被害が及ばないようにするのが有効です。

「怒り」への対処・防御法

「怒りのピーク」を予測する

アンガーマネジメントには、「怒りのピークは6秒間」という考え方があります。

これは、自分の「怒り」が頂点に達しても、そのピークの6秒間さえやり過ごせれば、相手を強く怒ったり、強い言葉や態度で誰かとトラブルを起こしたりすることが回避できるという「怒り」の制御のコツです。

これは、怒る側が自己制御する技術ですが、怒られている人にとってみれば、まずは6秒間がピークと考えて、そこをかわすことを考えるのが重要です。

ただし、この6秒間を耐えても、あなたの周りにいる怒りっぽい人からは、またいずれ「怒り」を爆発させる、次の6秒間がやってきます。

怒られやすい人

なぜあなたは繰り返し怒られるのでしょうか？

あなたに「怒り」をぶつける人はどういう人ですか？　上司、取引先、顧客、同僚、家族……。

当然、その人の社会的な人間関係は、あなた以外にもあるはずです。その人は、誰にでも怒りをぶつけているでしょうか。

どんなに怒りっぽい人でも、全方位の人間に向けて「怒りのピークは6秒間」を常に発し続けてはいないはずです。

これまで確認してきた通り、あなたの中に、相手の怒りの根拠はないのですが、相手の怒りを誘発する「きっかけ」はあります。

怒られやすい人には、一般的に次のような傾向があります。

はっきりしゃべらない

怒りっぽい人は、意見が正しいか誤っているかではなく、議論の白黒の明確さにこだわる傾向があります。語尾があやふやだと、どんなに正しくても、「だから何なんだ！」と思いがちです。

相手に常にボールを渡しがち

「どう思う？」と聞かれても「こういう意見もあるし、こうした意見もありますね」と一般論や状況だけを説明して返す人や、「どうしたらよいでしょうか」と返す人は、そこに自分の意見や判断が含まれていません。常に判断を相手に求めるため、相手がイライラすることがあります。

話が長い

誤解されないようにと、一から十まで説明することで話が長くなり、「で、結論は？」と聞かれても、さらに説明が続き、なかなか話がクロージングしないと相手の怒りを誘発します。

自信のなさが表情や態度に出てしまっている

おどおどしていたり、自分から声を掛けたり、挨拶をしない人は、必ずしもそうではないのに、態度が悪そうに見えたり、反発している印象を与えたりするため、相手は「注意や指導」をしなければと思ってしまいます。

相手の「怒り」にあなたは関係ない

これらは、すべて改善できます。

最後の「自信のなさが表情や態度に出てしまっている」場合、私は、「口角を上げて、形だけでも表情を明るくしてみましょう」とアドバイスしています。それだけで相手との関係がずいぶんと良くなったことが多くあります。

しかし、怒られる側からすれば、「そうした態度や表情になるのは、何度も強く怒られ、心がへし折られてきたからだ」「普通、もっと丁寧な説明や忠告をしたっていいでしょう！」「怒るなんてそもそも間違っている」と思うことでしょう。

そうなのです。相手の「怒り」そのものはあなたに関係ない、相手の感情の発露です。それをあなたに向けるのはそもそも間違っているのです。

だから、現状を改善するのは「相手に間違いを認めさせてやっつける」ためではありません。大切なのは、あなた自身です。あなたを苦しめる他人にそこまで関わる必要はないのです。

「怒り」への対処術①――観察法

こんな「怒り」に悩んでいませんか

カウンセリング事例を元にしたシーンを見ていきましょう。

相談者のAさん（男性・40歳）は、「人当たりの良さ」を自認していました。彼は自分をこう振り返ります。

「特にリーダシップや強い個性はありませんが、だからと言って下につくというわけでもなく、これまで誰とでも等距離で接してきました。自分でも深い人間関係よりも、フラットなコミュニケーションを好んでいたと思います。ベタベタした友人関係はほとんど持たなかったのですが、学生時代から長く続いている仲間もいて、自分が他人から否定的に見られる経験はそれまでありませんでした」

対面していても、分もわきまえ、相手の意見にも耳を傾ける好印象な人物です。ビジネスで知り合ったなら、信頼できる人と誰もが思うでしょう。

そのAさんが、ステップアップを図るために転職をしました。これまでの同僚たちは「新天地でも頑張れ」とエールを送り、受け入れる会社の面接担当者は、大きな期待を寄せてくれたそうです。

しかし、転職後まもなく、Aさんは直属の上司から「常に怒られる」という予想外の日々を過ごすようになったのです。しかも、その相手は、自分を評価してくれた面接担当者でした。

初対面の私に冷静な説明を心掛けるAさんでしたが、困惑と疲労感は隠せませんでした。

「最初は、私に早く新しい場に慣れるようにという、上司なりの配慮かと思ったのですが……。毎日、目が合えば怒られるという状況です。私が何か言おうとすれば、それを遮って、話を聞いてもくれない。まるで自分が機械か何かのように思えてきて、自尊心が傷つけられて……」

Aさんは、説明しながら、自分が怒られているシーンがフラッシュバックしたのでしょう、呼吸もつらそうでした。それでも気丈に、息を整えて「どうしたらいいのでしょうか？」と私に聞いてきました。

心の距離を3歩開ける

「Aさん。あなたは今、怒られているシーンを思い出して、その場に身を置いていますね。今度はそのシーンから気持ちを3歩開けて、客観的に上司のことを観察してみてください」。私の提案にAさんは「え?」と戸惑いました。

そこで、私は「観察法」について説明しました。すると、Aさんの表情はどんどんと変わっていきました。観察法は怒りの渦に巻き込まれないための方法です。そのポイントは2つです。

①心理的距離を取って観察する

距離を取るとは、相手との「関係」や、怒られている「状況」を少し視野を広げてイメージし、観察することです。怒られていることに気持ちがとらわれて悩んでいると、どうしても相手との直接のやり取り、それも一方的に怒られている自分しか見えなくなって、その時の客観的状況が分からなくなります。

②怒っていない時も含めて、相手を観察する

怒られる日常ばかりを意識すると、相手を常に「怒っている人」としか見られなくなってしまいます。怒る人にとって「怒りのピークは6秒間」です。それ以外の相手が、どんな状態か。どんな時に「怒っていないのか」を観察してみましょう。

Aさんは、怒っている上司と怒られている自分という、心理的に余裕がない日常を第三者の目線で思い出し、「観察」してみました。他人事として考えられるのか、今度は落ち着いて状況を振り返ることができるようでした。すると「あ！」と何かに気付いたようです。Aさんの気付きを整理してみるとこうなります。

いつも同じ発火点があった

それは最初に怒られた日のことです。

即戦力と期待のかかるAさんに上司がプロジェクトの説明をしていました。経験豊富なAさんには、いろいろと不備がある計画に思えました。しかし、最初から「自分のやり方」でこの会社のやり方に意見するのも波風が立つと考え、そのプロジェクトを担当しながら修正すればいいと考えたそうです。

それは、Aさん流の気遣いでもあり、その波風を立てない「人当たりの良さ」は、これまでは評価されてきたAさんの「強み」でした。

上司の「……という段取りなのだが、君はどう思う？」という言葉に、Aさんは「ええ。まあ、大丈夫です。これで進めます」と答えました。

「まあ、というのは何だ？」

「いえ、何でもありません。しっかり進めていきます！」

「……」

この時の無言の上司の表情に、思えば「怒り」の種火があったのではないかと、Aさんは思い出したのです。

それ以降、怒られたシーンでもやはり同様のことがあったそうです。

①上司が質問する。↓Aさんは良かれと思い「大丈夫です」と答える。

②無言があって、後で怒られる。↓次第に何も言わずに「はい。分かりました」と言っても怒られるようになっていった。

上司が怒るのはどんな時？

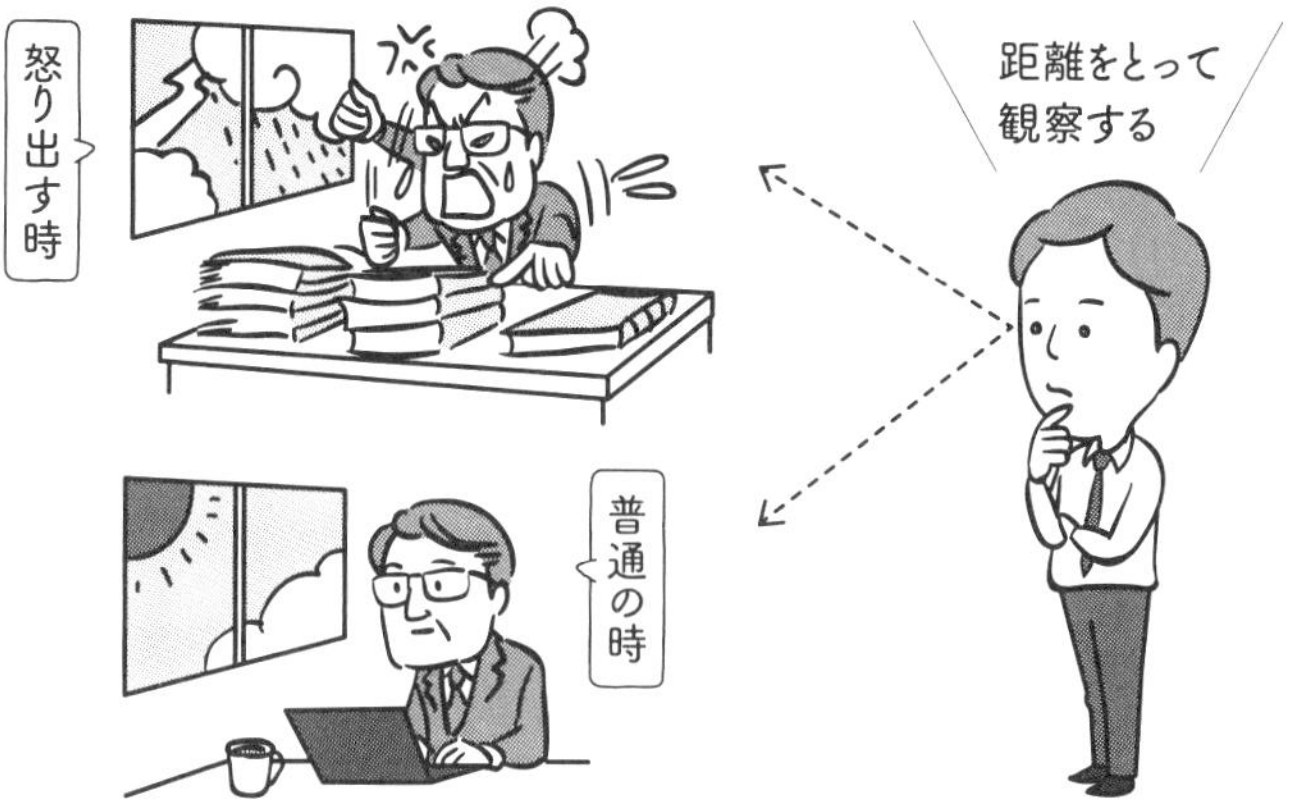

私は、「それだ」と思いました。

「Aさん。それですよ。そこが上司の『怒り』の発火点ですよ」

「え？　反論したわけでもないのに……。なぜですか？」

「それを探るために『怒っていない時も含めて、相手を観察する』で上司を見てみてください」

そうAさんにお願いしました。

「怒り」の裏側には「期待」があった

次の相談日、私の前に現れたAさんは、すっかり変わっていました。疲労感はなくなり、表情にも明るさがあります。

「Aさん。何か分かりましたか？」

「先生。もう大丈夫です。ありがとうございました！」

Aさんの表情を見た瞬間、私も「もう大丈夫だな」と感じたのでこのやり取りで十分でした。しかし、読者のために少し解説をしましょう。

私とのカウンセリングの後も、Aさんの怒られる日常は続きました。しかし、「観察法①心理的距離を取って観察する」を重ねることで、怒られて萎縮してしまうだけでなく、その前後の状況も見えてきたそうです。

上司が何か言う → Aさんが返事をする → 上司が無言になる → 上司が怒る

上司が怒るのは、このパターンだとAさんは再確認します。

次に「観察法②怒っていない時も含めて相手を観察する」です。

上司は、もともと「体育会系」で誰に対しても、口調は強いようです。しかし、たまたま失敗した社員に対して、一方的に怒ることはないようです。むしろ、そのリカバリーのために動いてくれる、職場では頼りになる存在として、リスペクトもされていました。

Aさんの混乱は深まります。

だったら、なおさらなぜ自分だけ？　そこでもう一度「観察法①」に戻ります。自分と上司の関係を、「観察法②」で知った上司のプロファイルも含めて分析しました。

そこでAさんは思い出したのです。

「上司は、採用面接の時に冗談めかして愚痴を言ったんです。『みんな経験が浅くて何でも私に頼ってしまうんだ。君の経験を生かして、私には何でも意見してくれ。好きなようにやって、みんなに刺激を与えてくれ』と言っていたんです。

でも、入社するなり怒られてばかりで、そうした期待の言葉もすっかり帳消しになったものと思っていました」

しかし、それは「上司の本音」だったのです。自分や会社のこれまでの仕事にどんどん意見し、外の空気を入れて積極的に変えてほしいという期待。Aさんは、最初にその期待を「裏切って」しまったのです。

「でも、だったら説明してくれたらよかったのに」とAさんは言います。

しかし、上司は「期待しているAさんは、他の社員と違い、自分に意見を言うべき」

と考えていたのです。これこそが「怒る人」の「コアビリーブ＝べき」なのです。

上司の期待に応えていない発言が怒りの発火点だった。その発火の理由が分かったAさんは、対応を変えたそうです。「発火点を見逃さない」ようにしました。

上司が何か言う

↓

Aさんが返事をする

↓

上司が無言になる

↓

発火！

この「発火」の直前のタイミングで、「一ついいですか？」と上司に言います。普段なら自分が怒るタイミングで口を挟まれた上司は「何だ！」とやや強めに返したそうですが、Aさんが自分なりの仕事の仕方や会社の業務の改善点を話すと、上司の目から「怒り」の火が消えていったそうです。

そしてだんだんと口調も変わり、「だからどうするんだ！」「それで？」「うむ……なるほど」「よし、やってみろ」「期待してるぞ！」と、いつもとは大違いの結果になったと説明してくれました。

観察法の極意

① 心理的距離を取って観察する

自分の目の前の「怒り」への恐怖で頭をいっぱいにせず、
自分と相手を客観視できるよう、心の中で3歩離れて観察する。

② 怒っていない時も含めて、相手を観察する

どんな気質の人物なのか、どういう状況の時に、
誰に対してどういう対応をするのか。

⇩

距離を取れば、相手の心が見えてくる

心の間合いを取って、「怒り」に巻き込まれるのを避ける。

「怒り」の種火に気付いて対応する

それ以降も、上司に怒られることはあるそうです。

Aさん自身の「人当たりの良さ」は変わりませんし、他の人が火を着けた上司の「怒り」に気付かずに声を掛けてしまい、「上司が怒らない日はないんです」と、Aさんはあきれ顔で、「でも、そこは諦めました」と言います。

では何が「もう大丈夫」になったのでしょうか？

「観察法」によって、相手の「怒り」は「コアビリーブ＝べき」が原因であることが分かり、それに巻き込まれて、自分の自尊心まで傷つけられるのは

「ばかばかしい」と達観できたことがAさんを変えました。そのことを「諦めました」とAさんは言いましたが、決して「受け入れた」わけでもありません。

Aさんは、距離を置き、達観し、巻き込まれないようにし、その上で「怒り」の種火に気づいて初期消火もできるようになりました。さらに、Aさんは、意見を言って「期待に応える」ことで、上司の「べき」に対応をしたのです。これによって、上司との関係性は、むしろ良いものとなりました。

しかし、もちろん、そんな簡単には済まない悩みもたくさんあります。そうした場合の対処法を次に紹介しましょう。

「怒り」への対処術②――起承転結法

「怒り」の消火、4つのタイミング

ここでもう一度25頁の図を見てください。「怒り」には発火点から大爆発までの流れがあります。観察法①は、この流れ全体を俯瞰する技術でもあります。観察法では、発火点を見過ごさないという、防火対策で言えば日ごろの心掛けの技術を紹介しました。読者の中には「それで済めば苦労はない」と感じた人もいたかもしれません。

「怒り」の多くが相手の理由による理不尽なものであるため、多くは「不意打ち」「飛び火」でなかなか事前の予測が成り立ちません。

しかし、相手の「怒り」の状況を分析し、うまく対応すれば、鎮火や消火に導くように風向きを変えたり、自分が避難したり、巻き込まれる被害を避けることが可能です。

「怒り」の性質とその消火法を4つのタイミングに分類した対処術を、私は「起承転結法」と呼んでいます。

「怒り」の初期消火の4つのタイミング

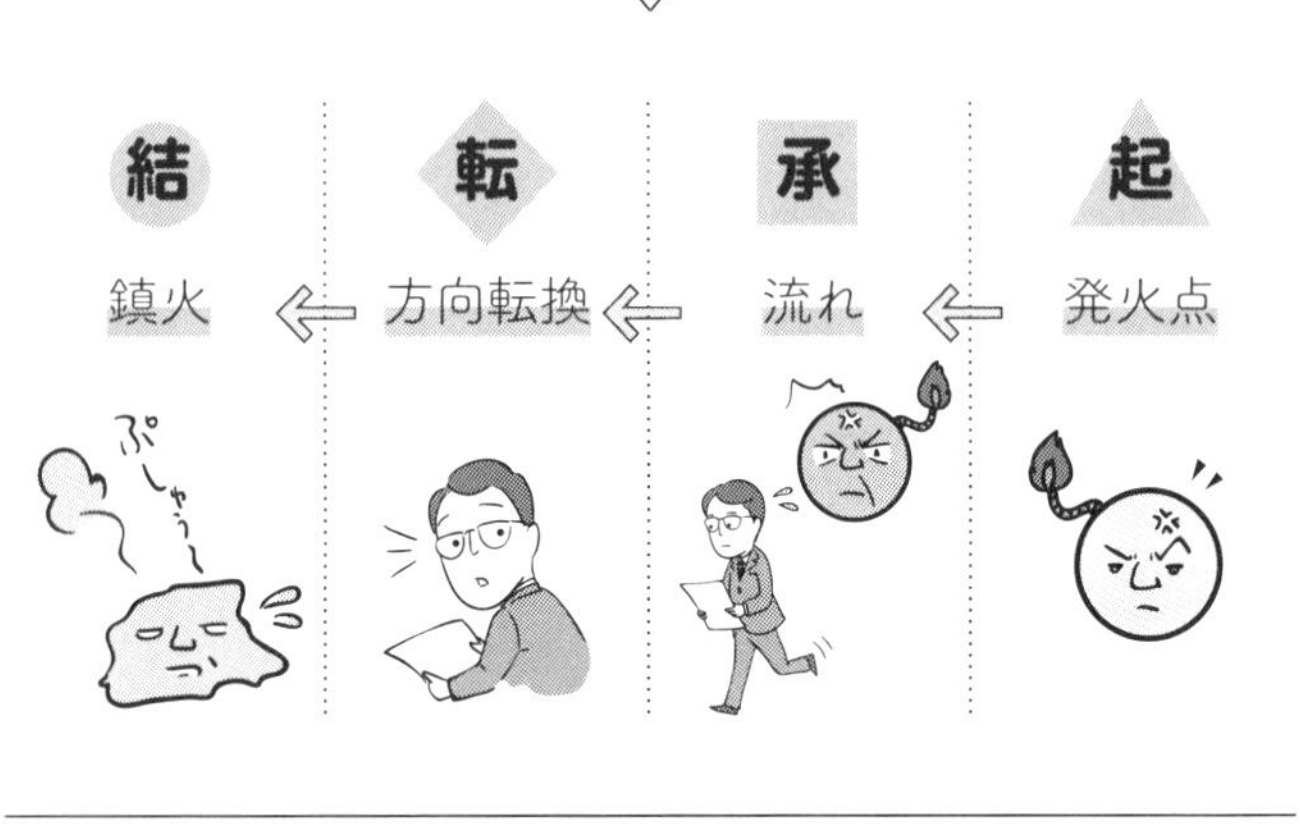

この対処術を、「怒り」の流れの個々のタイミングで用いることで、その場を乗りきる緊急避難にも使えますし、流れ全体の要所要所で連携させて使うことで、相手との人間関係の改善まで持っていくことも可能です。

「怒り」の対処が難しいのは、他人が相手だからです。個々の「怒りの理由」はさまざまで、状況により複雑化します。しかし、この「起承転結法」の「極意」を頭に入れておけば、被害や悩みを徐々に和らげ、解決に向かう第一歩を自分で踏み出すことができるでしょう。

「起」の術　「怒り」のスイッチを探す

最初は「起」の術。「そのタイミングはNG」という「怒り」のスイッチを持つ人がいます。例えば次のようなタイミングや状況に「怒り」のスイッチが隠れています。何度も言いますが、すべて相手の理由による理不尽なものです。でもそうしたものにあなたは振り回されているのです。

時期

前後の事情に関係なく、その「時」は、何に対しても、誰に対しても「怒り」のスイッチが入ります。例えば次のような時です。

・月曜日の朝（仕事がおっくう、憂鬱。そんな時に難題を持ってくるな）
・就業時間終了の直前（もう帰りたいのに、相談ならもっと早くにしてほしい）
・梅雨の時期（気圧や湿気で体調も気分も悪い。新規案件は考えたくない）
・月末、または月初（ノルマのプレッシャーで頭がいっぱい）
・午前中（昨日の疲れが残っている。午後でもいいだろう）
・会議の直前（準備で緊張しているのに、気を散らさないで）、など。

場所

どうしても苦手な場所が人にはあります。その人にとってトラウマになっている失敗や嫌な経験が記憶にひもづいているのかもしれません。

・狭い部屋（周囲の視線にも圧迫感を感じてしまう）
・会議室（メンバーに関係なく、発言したり意見を言うのに緊張する）
・酒席（ついつい気が緩んで、抑制の利かない言動をしてしまう）
・取引先や出張先（相手の評価や仕事への影響で頭がいっぱいになる）、など。

体調

体の不調は、不安やイライラの原因でもあり、外に向かって攻撃的にもなります。

・空腹（血糖値の低下、神経の高まり）
・眠気（考えがまとまらない、能率が下がっている）
・高揚（テンションが高まり、攻撃的な言動になる）
・低調（気分が優れず、イライラし、否定的になる）、など。

起の極意

① 怒りのスイッチは無数にある

相手の体調、習慣、記憶など、その理由はさまざま。押してみるまでスイッチの場所は分からない。

② スイッチを押したことを自覚する

なぜ怒られているのか分からない、という不安よりも、あれが「怒り」のスイッチだったのかと自覚できた方が、その後の対処も考えられる。

スイッチの所在の目星が付いたら、観察法でその因果関係を把握し、スイッチに関わる時間や場所では、距離を取る。午前中がスイッチなら午後まで待つことで、真逆の対応を引き出せることも。

やりとりの状況

対面では、表情や動作などで伝わる情報も、ツールを間にはさむと誤解を生じさせることがあります。

・電話（いきなりかかってくる）
・eメールやLINEでのやり取り（文章がぶしつけで非礼に感じる）、など。

「起」の術は緊急避難

自分勝手なスイッチがある人でも、職場が同じ人、取引等でよく顔を合わせる人であれば関係を絶つことはできません。観察し、発火のパターンを見極める。すると発火点に気付けるようになり、すぐ距離を取る、やり過ごす、巻き込まれないなどの緊急避難が可能になります。これが「起」の術です。

「怒り」のスイッチの入らない時と場所を狙って、コミュニケーションを試みれば、出会い頭の被害の多くは避けられるようになるでしょう。それでもスイッチを押してしまった場合は、次の「承」の術で対処してみましょう。

「承」の術　「言い訳」に注意

「怒り」には大好物があります。それは「怒り」の対象となっている相手の「言い訳」です。「アンガーマネジメント」で注目する「怒り」のピークは6秒間ですが、これは怒っている人の感情のピークを維持する燃料が6秒分なのだと考えるとよいでしょう。使い切れば、いったんは落ちつきます。

しかし、「言い訳」という大好物を与えると、「怒り」は継続し、増幅します。燃え広がる炎ほど消火の難しいものはありません。まして、消そうとしながら、燃料を与え続けていては、ずっと収まることはないでしょう。

問題点の説明を「言い訳」と取られた

相談者のBさん（女性・30歳）は、ある日、取引先企業の社長秘書からの電話を取りました。同僚と上司がチームを組んだ案件で、先日、2人が提案した事業計画書を見た社長がすごい剣幕で怒っているという報せでした。ワンマン社長と取引先の間に立って長年、調整をこなしてきたその秘書は、「すぐに社長に説明した方がいい」と事を荒立てないためのアドバイスをこっそり連絡してくれたのです。

あいにく担当の2人は出張中でした。提案内容は、会議で共有していたので概略はBさんも把握しています。取りあえずのお詫びと、問題点の情報を得ておいた方が2人が戻ってからの対応も早いと考えたBさんは、取引先社長に電話をしました。確かに社長は電話口ですごい剣幕で怒っていたそうです。

「何で担当者が電話をしてこない！」

「すみません。2人とも出張中のため、私で対応可能なことがあれば……」

「何だ、この提案書は！」

「何かご希望に添わない点があったのでしょうか？」

「会議で私が頼んだソリューションとは、違う物が入っている。どういうことだ」

語気は荒いものの、説明モードに入ってくれたので、Bさんは、このまま事務的に要望を整理していけば、「怒り」は収まりそうだと判断しました。さらに、同僚たちが先方の要望に加え、同様だが最新の汎用性が高いソリューションも参考に加えたことを知っていたので、そのことだとピンときました。

「どうして私の要望通りにしないんだ！」

「その件でしたらご説明いたします。実は、ご要望の効果に加え、さらなる利便性のあるソリューションがございまして……」

「そんな言い訳はいい‼ 電話で言い訳して済むことじゃないぞ‼」

Bさんの言葉を遮ったのは、当初の倍ぐらいの「怒り」の爆発でした。

「怒り」は「言い訳」と受け止める

その後、担当者が何度出向いて説明しても「怒り」は収まらず、かなり上職による謝罪と仕切り直しの再提案で何とか事業は継続したそうです。

Bさんが相談に来たのは、その1件だけでなく、取引先との間で、そうした収まらない「怒り」のトラブルが数多くあるからでした。

「先生。説明しても相手が聞いてくれないんです。それで、謝っても『本当に分かっているのか！』と怒られる。謝っているのに怒られるなんて、もうどうすることもできなくなってしまいますよ」

Bさんは自分のことを「怒られやすい人」と思うようになり、自分の何を改善すればいいのか分からなくなって相談に来たのでした。これは半分当たっていますが、半分は見当違いです。

何度も確認してきた通り、相手の「怒り」の理由は相手の中にあります。相手を変えることは難しいし、できません。ただし、「怒られやすい」ことをBさんは確かにしています。Bさんは相手の怒りが収まる瞬間に、発火スイッチを再度押してしまっていることが多いのです。これは「承」の術としては間違いです。

前述のように「怒り」は「言い訳」を燃料にします。もちろんBさんは、「説明」で理解を得ようとしただけで、「言い訳」をしてごまかそうという気はまったくありませんでした。しかし「怒り」は相手の「説明」を「言い訳」だと認識し、新たな「怒り」の燃料にしてしまうのです。

発火点には「出来事」と「気持ち」の2つがある

さて、Bさんは「相手がなぜ、怒り続けるのかが分からない」と言います。

「では、先ほどの件、社長の『怒り』の『起』、発火点はどこだと思いますか？」

「自分の要望にない提案が勝手に加えられたことです。だから、説明をして……」

「『説明』は『言い訳』にしか受け取れない状況だったんですよ」

「はい。そこは分かりました。でも私の説明を聞いてくれない限り、発火点を消火することはできないのでは？」

「いえ。そもそも『起』の性質を見誤っているんです」

提案書を見た時に、社長の中では次の2つの気持ちが心の中に生じています。

①自分の要望ではないことが提案書に書かれている「腹立たしい気持ち」。

これはBさんもすぐに気づくことができた「出来事」から生じています。

②つき合いが長い取引先なのに、自分を理解してくれていない「残念な気持ち」。

なかなかうかがい知ることは難しいですが、こちらの「気持ち」が「怒り」の背景にある発火点です。

消火活動は、②の「残念な気持ち」に向けて行わなければいけなかったのです。

自分を理解してくれていない「残念な気持ち」が「怒り」に変わる時、そこには「理解してほしい」という欲求があります。これはワンマン経営者に多い「承認欲求」の一種です。「理解されたい」という承認欲求が満たされないまま、「言い訳」に聞こえる言葉が返ってくると、「まったく理解する気がないじゃないか」、さらには「こっちが間違っているとでも言いたいのか」と「怒り」がエスカレートしてしまうのです。

本当の発火点を見極める「見立て」

相手の「怒り」の継続や増幅が①「出来事」で説明できない時は、②「気持ち」の発火点を探ってみましょう。よく「共感しましょう」と言われるのは②のことです。②は根底にある本当の気持ちです。

これを私は「見立て」分析と呼んでいます。「実は、提案内容以前に相互理解への不安があるのでは？」「社長は、自分の要望の出し方が分かりにくかったから違う提案が来たと引け目を感じているのでは？」などと想像し、見立てるのです。

「見立て」は、「自分は怒られやすいタイプ」と思っている人ほど実は得意です。怒っている人の膨大なデータを蓄積しているので、振り返れば、さまざまな「怒り」の奥にある「気持ち」を想像することができるからです。

次のような場合、①「出来事」より、②「気持ち」に目を向けた「見立て」分析のための観察が必要です。

・今までの関係性からは考えられない相手の突然の「怒り」に遭遇した（フラットに会話ができる親しい関係だったのに……）。
・双方の限定されたやりとりではなく、周囲にも影響を及ぼす「怒り」が広がっている（秘書やスタッフが焦って、急ぎの対応を求めてくる）。
・いつもは冷静、事務的なのに、感情的な口調になっている（多弁。トーンが高い。焦っている）。

「耐える」のではなく、「理解」を示し「共感」を得る

相手の「怒り」の発火点は、残念な気持ち→理解されたい→承認欲求だと分かりました。この場合、経緯の説明は逆効果です。では、どう対処すればよいのでしょうか？

ここで使うのが「起承転結法」の「承」の術です。「怒り」を受け止めて、流し去る。そうすることで、火に油を注ぐような増幅やエンドレスの堂々巡りを回避します。

まずは、「謝る」ことです。この時に、①「出来事」と②「気持ち」への両方への謝罪が効果的です。

「この度は、社長のご要望にない提案を一方的に加えてしまい、不愉快な思いをさせてしまいました」（①「出来事」に対しての謝罪）。「長いおつき合いをさせていただいているにもかかわらず、落胆させてしまい、申し訳ありませんでした」（②「気持ち」に対しての謝罪）

ここで「間違った受け止め」や「良かれと思い、先走った提案を」などの「説明」

を加えると、やはり「言い訳」になってしまうので要注意です。火の手に放水を続ける気持ちで、ひたすら謝ることに徹しましょう。

しかし、それはただただ耐え忍ぶわけではありません。ただただ耐える、というような消極的で受け身な対応は、自分自身をさらにつらくさせるだけですし、相手の「気持ち」との距離を広げてしまいます。

積極的、能動的な姿勢を示すことで、「怒り」の意味をこちらも共有しているという「理解」を伝えるのだと考えてください。

実は、怒りやすい人は、感情の起伏が激しいので、共感しやすいという側面も持っています。自分が理解されていない残念さが、理解されているという共感に転じると、今度は積極的に意見に対して聞く耳を持てるようになります。この「承」の術を極めれば、相手とのコミュニケーションの回復が可能です。

「承」の術は「受け止める」と「受け流す」を使い分けるものです。「受け止める」ことが難しい場合は、謝罪を重ねて「やり過ごす」だけでも消火活動としては十分です。中には、きつい表現での罵倒、ネチネチした嫌みなどで「怒り」を表す人もいます。その先に建設的なコミュニケーションが望めない相手もいるでしょう。そうした

承の極意

①「怒り」の発火点には「出来事」と「気持ち」の2種類の要素がある

相手の「怒り」のスタート地点を見極めて、何に対して謝るのか、適切な選択をする。

② 説明は言い訳と取られることも

相手の「怒り」への理解もなく、こちらの事情を押しつける「説明」は、相手からは「言い訳」にしか見えず、「怒り」のさらなる燃料になることも。

時には受け流す、または意表を突く感謝を伝えるなど、相手の気持ちを見極めながら、どのようなコミュニケーションを目指すのかを探る。

時は、ただ「聞き流す」「受け流す」に徹してもいいのです。

意表を突く「感謝」

意外なことに、中には「今、自分は嫌なことをしているな」「相手は不快な思いをしているんだろうな」と後ろめたさを持ちながら怒っている人もいます。「怒り」のピークの後に自己嫌悪で落ち込む人も少なくないのです。

そういう相手の気持ちを見極められたら、聞き流しから一転し、感謝を伝えるのも効果的です。

「ご指摘で気付くことができました」「他でも同じことをしていたかもしれ

ません」など、相手が嫌な思いまでして自分を怒ってくれたことに感謝を伝えるのです。

相手は意表を突かれ、冷静になると同時に、嫌悪感から救われることに感謝するでしょう。これは次の「転」の術にも通じます。

「転」の術　「怒り」の流れを変える

前項の最後に触れた、「意表を突く感謝」は、「怒る・怒られる」の関係を大きく変えます。このまさに「災いを転じて福となす」を狙うのが「転」の術です。これはどういう対処術でしょうか？

これまでの観察法と対処術を振り返ってみましょう。

・怒っている人を観察し「怒り」の発火点を探り、距離を取る→観察法
・「怒り」のスイッチを見極め、コミュニケーションを取る→「起」の術
・「怒り」の本質（出来事・気持ち）を見極め、受け止める、または、やり過ごす→「承」の術

「転」の術は、「承」の術からの連続技です。相手の「怒り」を受け止める、または、

こうした相手となら関係を再構築したいと思いませんか?

教育熱心な先輩

言っていることは「ごもっとも」と納得できる。
でも指導の方法や言動が行き過ぎ…。

ワンマンだが勉強熱心な社長

常に積極的な情報収集や状況分析を怠らない。その仕事への熱意は、
「リスペクト」できる。しかし、同じレベルを求められるのは困る…。

性格はきついが周囲をよく見ている同僚

率直な意見や正確な指摘には同意したいことも多い。しかし、もう少し、
空気を呼んだり、相手への気遣いをしたりできないものか…。

やり過ごすのも、いずれも受け身の対応です。

直接怒られ続ける状況は変えられても、本質的な関係、職場の雰囲気は変わりません。あなたの日常をもう一段階改善するには、積極的に怒る人との関係性を変えることも必要です。

上段の図の例のような相手となら、一歩踏み込んだ関係性を再構築したいと思えませんか？　それは「観察法」によって、怒っている人を見るあなたの側にも少しゆとりができたからです。自分と相手との状況を「観察」するのと同様に、相手を「俯瞰して吟味する」ことは、とても大切です。

「謝り方」で相手の信頼を獲得

相談者のCさん（男性・28歳）は、前項で登場したBさん同様に大事な取引先の社長から怒られることが増え、相談に来ました。新卒で入社した会社で経験を積み、社内の評価も高く、大切な得意先を任され始めた矢先のことでした。自信も意気込みもあった分だけ、Cさんの心の折れ具合は相当なものでした。しかし、私はCさんの悩みの特徴に気付きました。

「私の言っていることは間違っていないのに、一方的に怒られるんです。そこがいちばんくやしいし、つらいんです……」

怒られやすい人の特徴の一つに、「謝ることができない」があります。

言葉では「すみません」「申し訳ありません」を繰り返すのですが、「何が？　本当に分かっているのか？」と中身を問われると黙ってしまい、さらに相手を怒らせるタイプです。

謝り続けること自体は、「承」の術の「やり過ごす」「受け流す」を使っているのですが、心の中に「具体的に何に謝っているかを口にしたら、自分が間違っていたと認めることになる。本当は間違っていないのに……」というプライドがあり、その一線は譲れないと思っています。これは前項で説明した、「出来事」と相手の「気持ち」を読み間違えています。そのため、得意先の社長の「怒り」にどんどん燃料を注いでしまっていたのです。

「Cさん。確かに謝ること自体は間違っていません。そして自分のプライドを捨てる必要もない。でも、謝る先が間違っています。こんなふうに謝ってみてはどうでしょう」

私は、ある「謝り方」をCさんにアドバイスしました。簡単に言えば、「理解はするけど、同意はしない」という姿勢です。それを参考に、Cさんは、次のようなお詫びを改めて怒り続ける取引先の社長に伝えました。

「社長、先日来のことを振り返り考えました。社長のお叱りはごもっともです。改めてお詫びいたします。すみませんでした」

すると社長は、「そうか……、分かってくれればいいんだ」とやっと「怒り」が収まったそうです。Cさんの謝罪には、それまでと何が違っていたのでしょうか？

転の極意

①「クッション言葉」で怒りの連鎖を止める

「怒り」を受け止めるワンクッションを謝罪に込める。
相手の承認欲求も満たす。
（具体的な言葉は、132頁の「相手を変えるスキル①傾聴・伝え返し」を参照）

② 怒りを静めたら「意欲」を伝える

聴く耳を持つ状態での「意欲」は、相手の共感を呼ぶ。

関係改善を図りたい相手の「怒り」は、受け止めることが必要。
自分の意見やプライドを曲げる必要はない。

ワンクッションの言葉が「怒り」の連鎖を止める

この謝罪で重要なのは「ごもっともです」のひと言です。

Cさんのプライドは「すみません」という言葉は発することはできても、相手の言い分に同意することが許せませんでした。その一線が壁となり、相手からすれば「何度言っても届いていない。分かっていない。本心からの謝罪ではない」と「怒り」の連鎖を引き起こしていたのです。

しかし、この「社長のお叱りはごもっともです」は、出来事の事実関係（社長の言い分の是非）ではなく、社長の気持ち（分かってもらいたいという承認欲求）からの「お叱りはごもっともです」と受け入れたことの表明です。

社長の「怒り」の発火点を消火しつつ、Cさんのプライドも傷つきません。さらに実は「怒り続ける自分に自己嫌悪」している社長の気持ちも和らげる効果があります。

こうした表現を「クッション言葉」と私は説明しています。

謝罪の中に言葉のワンクッションをはさむことで、「怒り」を打ち返すことも「怒り」の燃料を新たに投じることもなく、連鎖を止める技術です。

この「クッション言葉」の種類と応用は132頁の「相手を変えるスキル①傾聴・伝え返し」も参照してください。

さらに「意欲」をプラスで大逆転

Cさんはさらに言葉を続けました。

「再度、御社へのご提案を練り直し、社長のご期待に添う提案を出し直したいと思っています。つきましては、社長の実現したいご要望をもう一度ご教示いただけないでしょうか？　お手数をかけることとなり、たいへん恐縮ですが、ぜひお時間をください。お願いします」

すでに「怒り」のピークを終え、再燃焼もしなかった社長は、苦々しそうな表情は変えず「だから、最初からしっかり話を聞けばいいんだよ……」と言いつつも、実務モードでの議論が可能なまでに関係性は改善したそうです。

この「提案を出し直します」も、謝罪と「怒り」の連鎖の渦中では、いくら出し直しても読まれもせず、むしろ「怒り」の燃料になりかねません。しかし、「ワンクッション」をはさむことで「怒り」を消火した後なら、プラスアルファの「意欲」と受け止められるのです。

なぜ話の長い人は怒られるのか

怒られることで悩んでいる人の話を聞いていると、あるタイプの方が近年増えていることに気付きます。

話が長い人です。特に若い人ほどその傾向にあります。

何か質問をすると、「～は、～で、～なんですけど、それって～なわけなんですが、～や～とか、～とか言うじゃないですか、やっぱり～としたら……」と、結語のない

話が長い人は怒られがち

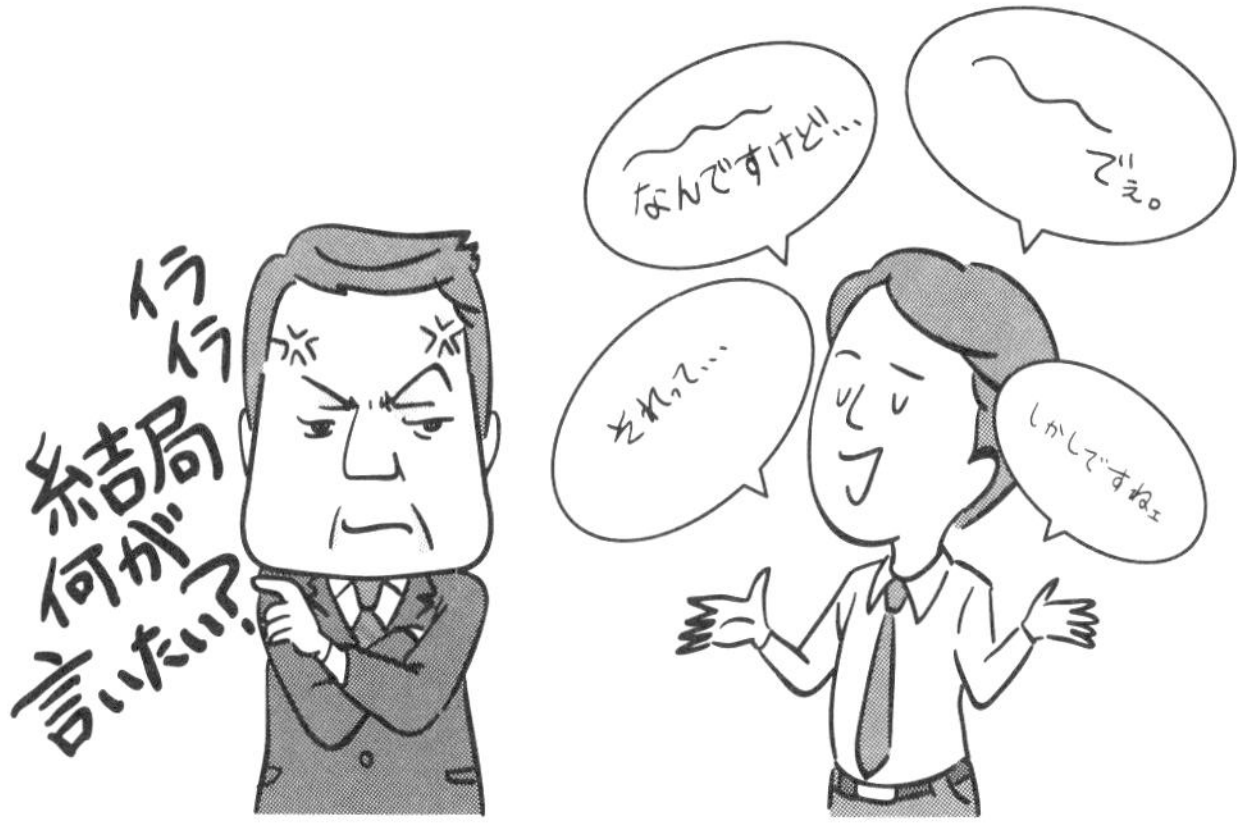
でぇ。
なんですけど…
しかしですねぇ
それって…
イライラ
結局何が言いたい？

まま説明が延々と続くのです。

事柄は明瞭で、視点も具体的、情報量も多く、決して変なことを話しているわけではないのです。

でも途中で「あれ？ この人は、何が言いたいのだろう？」と、話の本筋が見えなくなってしまいます。

こうした話し方は、自他ともに「できる」と自認している人に多いのも特徴です。そもそも自分をできないと思っている人は、「ええ」「まあ」「そんなには……」と情報発信が苦手で、カウンセリングでも、私の方がずっと話し掛けていることが多いのです。

実は、この「話が長い」も相手の「怒

り」のスイッチや燃料になるのです。

気分が打ち解けるまでの談笑や、新しい話題を共有するまでのプレゼンであれば、一方的に延々と話されても怒る人はいません。しかし、具体的な実務を前に進めたい時、商談をまとめたい時の「長い話」はＮＧです。

なぜなら相手は、あなたの知識や提案に十分に納得し同意を出そうとしています。その上で、「よろしく頼みます！」「ありがとうございます！」と感謝されることまで思い描いているのに、「さらにですね……」と話が続くとむしろ拒まれているのではないかと不満が生まれてくるのです。

「全部話したい」をグッと抑える

自信のある人ほど話が長いことがあります。しかし、その裏側には、内心の不安が存在していることもあります。何かをスパッと言ったけれど、意図を曲解され怒られた経験。簡略化して説明したが、延々と質問攻めに遭い、時間を浪費した経験。話を途中で遮られ、思いの全部を伝えられなかった後悔……。「できる」人ほど、そうした記憶が大きなトラウマとなって残っています。

そのため、次は誤解されないように全部を伝えようとするあまり、口を挟まれないように言葉をつないで話が長くなってしまうのです。

そうした内心の不安は相手にも伝わります。せっかく相手に与えた好評価を「不安の表明」で帳消しにして、さらに怒られてしまうとしたら、もったいないですね。

営業活動のノウハウに「クロージング」があります。商談の終盤、ほぼ気持ちが固まった顧客に契約を決断させる場面を指します。これを見誤ると、99％間違いなかった商談も契約にたどり着けないこともあるため、大切な技術です。

「怒り」の対処法も同じです。反論される、誤解される、怒られるといった不安が生む「全部を話したい」をグッと抑える。その上で、相手の好評価や共感を得たタイミングでのクロージングを心掛けると、「怒る・怒られる」の関係解消に加え、次のステップの「より良い人間関係」につながります。

「結」の術　効果的な「クロージング」

「起承転結法」のラストは「結」の術です。これは「怒り」の対処におけるクロージングに当たる技術です。「転」の術で見たような、「意欲」を示して次につなげることも重なる部分があります。

しかし、「怒り」の対処は、怒っている人の「怒り」の度合いや性質により臨機応変な活用を心掛けましょう。「結」の術の終わり方には、主に次の2つがあります。

①相手との今後の良い関係につながる終わり方

②相手の怒りが強く、関係を絶った方がよい終わり方

これまで見てきたのは、職場や取引先など、なかなか人間関係そのものから逃げることができない、だからこそ悩みも日常化し深刻化する事例でした。そのため最良の終わり方は、良い関係を出口としてきましたが、それを選ばなくてもよい場合も多くあります。

例えば、店舗等の対面対応で、何度お詫びをしても、くり返しクレームを言ってくる、執拗に謝罪を求めてくる来店客への対応。または、電話口で延々とクレームを言い続ける相手への対応などです。

いずれもあなたが「その場」以降も相手と何らかの関係を続ける必要はないのです

から、「関係を絶った方がよい終わり方」を選べばよいのです。

「結」の術の極意には「交代する」もある

私が会社員の頃、担当した「お客様相談窓口」で受け取った電話内容を紹介しましょう。すでに長々と一方的なクレームを話した後、相手は、急になれなれしい口調でこう言ったのです。

「あのさあ、私が困るって言ってるの、分かる？　分かるなら、今すぐ家に来て土下座するんじゃない？　何でそんなこともできないの？　ねえ？　やらないなら、その理由を私に分かるように説明しなさい！　そもそも悪いのはあなたでしょ！」

今なら、相手の理不尽さを客観的に見ることもできますが、当事者として耳元で強い語気の激しい言葉を受け止めていると、本当に「自分が悪いんだ」と真に受けてしまうくらいの迫力でした。相手の「怒り」の理由を自分と無関係と割り切るのが難しい状況でした。

こちらが引けば引いた分だけ、相手が入り込んで怒り続ける。その度に自分を責めてしまう。これはもう「仕事」の限度を超えて、わが身が危険にさらされている状況です。その場から「逃げる」必要があります。

しかし、街で不審者にからまれているわけではないので、職場や業務から逃げることは現実的にはできません。しかも、会社としては「お客様」の対応はしなければなりません。そのクロージング要件を満たすのが、「交代」です。

電話業務でも店舗での対面業務でも、クレーム対応中の担当者は、相手の「怒り」が収まり、穏やかな気分になり、納得してもらうことが自分の責任と考えることでしょう。それ自体は間違っていません。しかし、クレーム対応に「完璧」な答えはありません。それ自体が商品でも本来の対価サービスでもないのです。

しかし、怒り続ける人を前にすると、責任感ゆえに自分を責め続けてしまう人もいます。そうした生真面目な人に、私ははっきりと伝えたい。「それは、自信過剰ですよ」と。相手は人間です。「怒り」はその人の価値観から生み出される感情のエネルギーです。他人の感情をコントロールすることなど、できないのが当たり前なのです。ですから、あなたが精いっぱい対応しても相手の「怒り」が収まらないなら、フッと息を吐いて力を抜き、「致し方ない」と割り切ることも必要です。

結の極意

①「全部話したい」をグッと抑える

一方的な「説明」は、相手の「怒り」のスイッチを連打しているようなもの。
相手の評価のタイミングを見逃さず、クロージングの技術を磨く。

②「逃げる」も1つの終わり方

相手の気持ちはコントロールできない。
担当者が「交代」することで収まる「怒り」もある。

「怒り」への対処の終え方は、相手とのその後をどうしたいかで変わってくる。続けるもよし、絶つのもよし。大切なのは、あなたの平穏な日常です。

「今回はここまでやり切った」という自己肯定感を持つ

「仕事」としての限度を超えたと判断した場合は、もう自分は「やり切った」と「選手交代」を申し出ましょう。怒りやすい人は激情のあまり、拳を下ろすタイミングを見失いがちです。担当者が「交代」することは、そのきっかけを与え、相手を助けることにもなります。

自分で「やり切った」という肯定感を持つ事が大切なので「10点満点で今回は5点までやり切った」と自己採点するのもよいでしょう。「次は6点取るぞ」と少しずつ肯定感をアップさせていきましょう。ここで大切なのは「1点上げる」です。いきなり10点満点を目指そうとすると硬くなったりして、また失敗します。

この経験を次の顧客対応に生かすことができる、もしかしたら今度は自分が誰かと交代してあげられると考えればよいのです。

交代の選択は、関係を絶つ一方で、もう「怒る・怒られる」の関係を続けないです む、相手や周囲との、究極の「良い関係」につなげる判断でもあるのです。

第3章

あの人はなぜ怒るのか？
あなたは何を悩んでいるのか？

「怒り」の正体は――弱さ、不安、信念、価値観

「怒り」は人間にとって必要な感情

前章までで、あなたが悩んでいる「怒られる日常」が、あなたのせいではなく、怒る人の側に本質的な理由があり、適切な対処法があることがお分かりいただけたかと思います。本章では、あの人が、なぜそんな周囲の人からすれば理不尽でしかない「怒り」にとらわれているのか、その背景を見てみましょう。

相手が怒る理由が見えてくると、あなたを悩ます人の「怒りのカルテ」がイメージできます。あなたはそれに応じて処方せんを出すドクターの気分でいればいいのです。

これまで何度か確認してきた通り、「怒り」の感情そのものは、全否定されるものではありません。理不尽な要求に対する抵抗、他人のつらさに接した時に抱く「義憤」、社会が共有する価値観やルールに反することへの批判……。それらはすべて「怒り」を伴います。小さな子どもでも、「違うよ」「だめだよ」「いけないよ」と言える勇気を持っています。

そもそもあなたが相手の「怒り」に悩み、不安を感じるのも、「そんな言い方をしなくてもいいじゃないか」「自分に至らない点があったとしても、そこまで怒らなくてもいいじゃないか」という抵抗感、相手のすべてを受け入れるのを拒む「怒り」からスタートしているのです。

あの人の「怒り」もあなたの「怒り」も、人間にとって必要な感情です。

本章では、双方の心の中で何が起きているのかを見ていきます。

「怒り」の本質

なぜ、人間に必要な「怒り」が、時に人間関係にダメージを与えるほどマイナスの働きをしてしまうのでしょうか？

「怒り」は感情です。

しかし、これは「第2次感情」で、別の感情が変化して表面に出てきた姿です。「怒り」の本来の姿は、その人の内面の奥深くにあり、それは「第1次感情」と呼ばれるものです。その人の価値観に沿って、許せないとか認められないとか、とっさに感じるものが「第1次感情」です。「怒り」は「第2次感情」として、相手に対する、「対

怒りは第2次感情（氷山の見える部分）

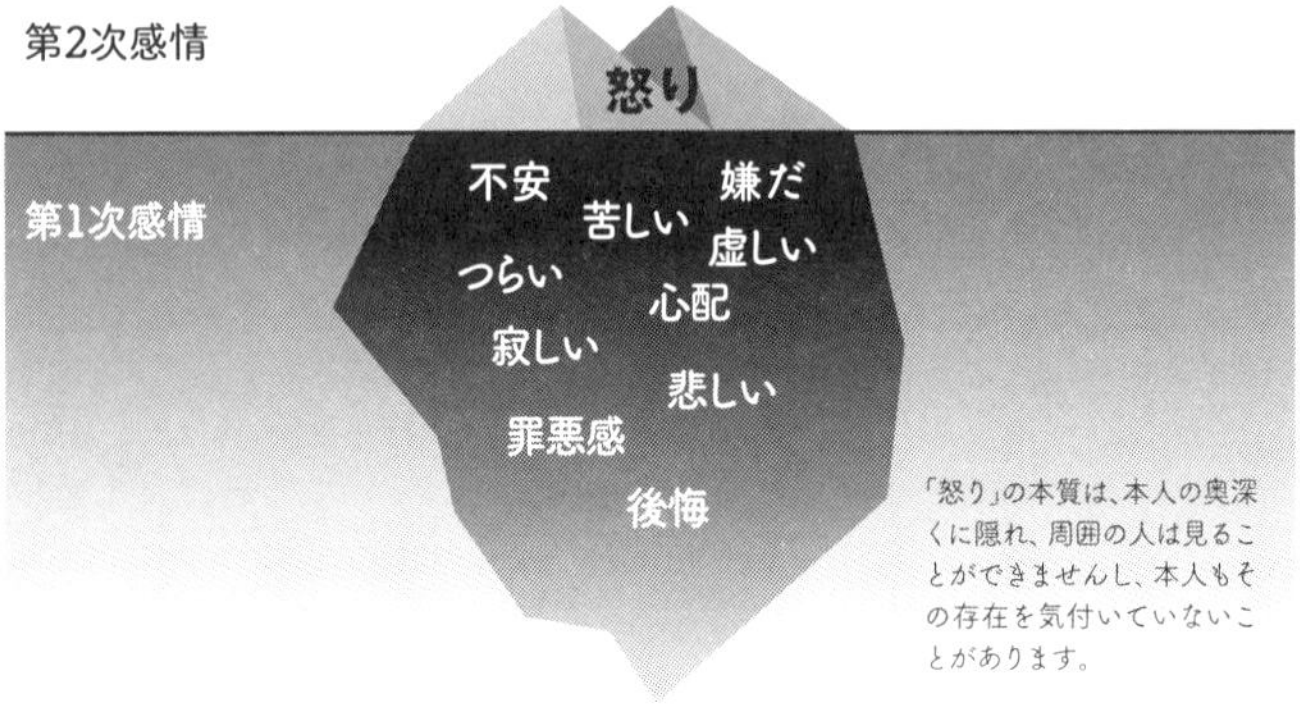

外的なメッセージ」として発せられているものなのです。

怒られることに悩んでいる人からすれば、相手の「怒り」は、常に攻撃的で「爆発」や「炎」をイメージさせる激しいものでしょう。しかし、その表面的な怒りから、相手の内面へとたどっていくと、「第2次感情」に炎として表れる背景に、「イライラ」や「ムカムカ」といったストレスを生む土台としての「第1次感情」があるのです。

「第1次感情」では、「怒り」をもたらす、「いらだち」そのものや、「つらい」「苦しい」「さびしい」「悲しい」「不安」「心配」などさまざまなネガティブな感情の広がりです。

これは氷山をイメージすると分かりやすいでしょう。

海面上に出て、見ることができる「氷山」をその人の気持ち（「怒り」）と私たちは捉えがちですが、海面下には、巨大な氷山の本体（第1次感情）が存在しているのです。ちょっとした刺激で心が揺さ振られただけでも、水面の下に隠れたネガティブな感情が、「怒り」となって、外へ飛び出してきます。

「怒り」を駆り立てる要因

「第2次感情」はメッセージである、と言われても、一方的に怒られている側からすれば、「説明もないし、怖いし、面倒だし、とてもメッセージとは思えない」と言いたくなりますね。それは本当にそうだと思います。

「怒り」が現れる時、何が起きているのでしょうか。

人が、自分の価値観に反する事柄に出会うと、それに対し、「違う」と明確に感じたり、あるいはイライラしたりして、その違和感から自分の価値観を守ろうとします。これは、前章で触れた「コアビリーブ＝べき」でもあります。

この内なるメッセージは「第2次感情」（＝怒り）を駆り立てる存在で、「ドライバー（駆動要因）」とも呼ばれています。この「ドライバー」はアメリカの精神科医、エリック・バーン博士が開発した心理療法「交流分析」で提唱されている考え方です。

典型的なドライバーには、次の5つのタイプがあります。

①完璧であるべきだ

すべての事柄が、自分の価値観に即して完璧でないと気が済まないというものです。「こうあるべき」という思いもここから発せられます。過剰になると、どんなささいな違いも「こうあるべきだ」と修正したくなります。

②相手を喜ばせるべきだ

自分の気持ちより相手の気持ちを優先する価値観です。しかし、周囲にも同様のことを求めるため、「もっと仲間のために」「もっと家族のために」「なぜ自分の事ばかりを考えるの？」と相手を怒ります。

③努力をするべきだ

何事にも全力投球、一生懸命に取り組むべきだと考える価値観です。リラックスは「なまけている」ことだと考え、周囲もその姿勢に同意するかもしれませんが、同時に窮屈さを感じがちです。

④強くあるべきだ

自らを厳しく律し、決して弱音を吐かない価値観です。内側にため込んでしまうことも多いため、情報発信や相談することが苦手です。それでも頑張っているので、弱音を吐く人やグチを言える人を見るとイライラしがちです。

⑤常に急ぎ、早くするべきだ

常に予定を入れて、少しでも早くすべきだと忙しく動き回る人が持つ価値観です。結論を急がせて、周囲からは「聞く耳を持たない」と思われることもあります。例えば、メールの返信が遅いだけでも怒ります。

あなたの内面にも当てはまる「ドライバー」はありませんか？

自分と相手の「ドライバー」が一緒であれば、心地よい併走が可能ですが、互いに違っていれば、どちらかが否定的な態度を取るか、あるいは互いに否定し合うことになるのです。

「怒り」のカルテ①

職場のストレス

責任が大きくなると不安も増す

私のカウンセリングには、自分自身の「怒り」で悩んでいる人も相談に来ます。「つい部下を怒ってしまいがちで、現場が萎縮してしまう」「あまりにも基本的、当たり前のことなので、説明する前に怒ってしまう」「このままではパワハラと取られてしまう」といった相談も近年は増えています。

相談の多くは、部下への「怒り」の解消法を求めるものです。この要因の一つには「立場」の変化があります。年齢では、40代から50代が多く、それより上になると減っていきます。責任ある立場に成り立ての頃や、その立場がどんどん上がり続ける頃に、人は多くの不安を抱え込むようになるのです。

40代後半の男性管理職の相談者によくありがちな事例を見てみましょう。

Dさんは地道な性格。これまでに大きな業績を上げたことはありませんが、正確な事務処理で取引先からの信頼も厚く、長年の仕事が評価されて、大勢の部下を持つ管理職に就きました。

それまで自分の仕事にだけ向き合ってきたDさんにとっては、年齢も実力もさまざまな大勢の部下の仕事を管理するのは、大きな環境の変化でした。

会社がDさんを管理職に抜擢した理由は、「現場の実務能力の向上」でした。しかし、若くて経験の少ない社員に地味な事務仕事を指導するのは、予想以上に困難なことでした。ソフトに頼り、確認を怠る。取引先ごとに異なるニーズ対応に気を使わずに、通り一遍の対応でトラブルが起きる。当初は、丁寧に指導を繰り返していたDさんでしたが、ある日、周りに対する態度が一変しました。

Dさんはこう言います。

「こんなに何度も言って、何で分からないんだ。なぜ自分で考えようとしないんだ。何でも私に聞いてくるか、毎回、指示を待つばかり……。このままでは自分自身の仕事もままならない。会社の期待にも応えられない。自分の評価も下がる。負の悪循環で、どんどん不安が募り、気がついたら社員を怒ってばかりの毎日になっていました」

不安が怒りの元になることも

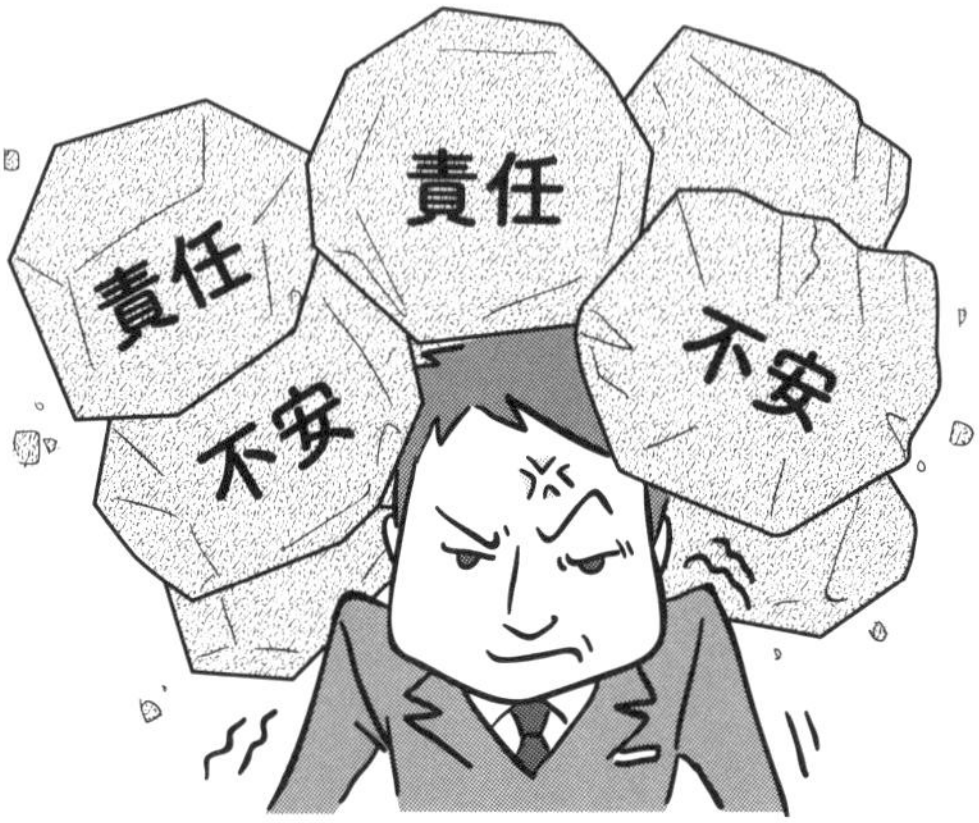

不安が「ドライバー」を過剰に働かせる

環境の変化、仕事量の増加、求められる成果へのプレッシャー。

こうしたストレスから生まれる不安が、日々、Dさんの心を揺さぶり、ドライバーを活性化させ、ある日、その不安が「怒り」に転じました。

Dさんの主要なドライバーは「①完璧であるべきだ」が考えられます。自分が地道に続けて、身に付けてきたスキルを、若い社員にも伝えようとしたのですが、上手くいかなかったため、「なぜこんなことができないんだ」「もっと考えろ」と「怒り」の言葉しか出てこなくなってしまったのです。

本人は「誰もが通る苦労なのだから、努力をしないとダメだ」と、相手のことも思いやって、叱咤激励の気持ちも込めたメッセージだと思っているかもしれません。しかし、その人の価値基準をつくり上げた人生は、その人だけに起きたことなので、自分とまったく同じ経験を、違う世代の、異なる価値観で育ってきた他人になぞらせるのは難しいものです。

Dさんのように、自分の内側に不満や不安をため込んだため、突然豹変したかに見えるタイプ以外にも、本人の無自覚なストレスの蓄積で、周囲に怒る人もいます。

例えば、「君は見込みがある」「期待しているよ」「私の若い頃にそっくりだ」などと、一方的に評価を上げ、それに少しでも届かないと一転奈落の底まで落とすかのように怒る人。これは、一つ良いところがあると、全部がよく見える。あるいは一つおかしいと思うと全部がおかしいと思ってしまう心理的な作用の「ハロー効果」によって、「そんなはずではなかった」とイライラしている状況です。

または、「基礎から教える」「最初は言った通りにすればいい」と指導の徹底を気にするあまり、少しでも違ったことをすれば許せないとする人も同じです。いずれも、「怒り」の源には、不安や不満があるのです。

「怒り」のカルテ②

プライベートのストレス

家庭の事情も不安の原因

職場で怒っている人の不安の原因は、仕事上のストレスばかりではありません。

多くの人が、家庭や家族のことなど、極めてプライベートな事情による不安を抱えています。住まいを購入すればローンの支払い。お子さんが生まれれば、将来の教育費や進路、就職。実家の両親の健康や介護も年々増える不安要因です。

一つひとつの不安はもっともな事ばかりです。しかし、その不安からの「怒り」を、会社で周囲の人に向けられてはたまりませんね。

いつまでも「認められたい」

不安の原因として、もっとプライベートな理由が「承認欲求」です。周囲に認められたいという思いです。これは誰にでもある欲求で、だからこそ、他人に認められるように、もう一歩頑張ろう、努力しようという意気込みも湧いてくるものです。

ところがこの承認欲求は、歳を重ね、立場が上がっていくと、なかなか満たされなくなるのです。若くて未熟であれば、一つハードルを乗り越えられただけでも周囲が評価します。しかし、一歩ずつ階段を昇っていくと、部下を評価することはあっても、部下から褒められることはありません。むしろ嫌われることが増えます。「認められたい」欲求は高まりますが、立場上、表に出すわけにもいきません。

SNSのグループに上司を招待したら、やたらと「いいね！」を押してくる。一方、上司の書き込みに何も反応しなかったら、ある日「なんで私の書き込みに『いいね！』をしないのか」と対面で怒られた。そんな冗談かと思うようなトラブルが話題になったことがあります。怒った上司本人からすれば、認められないという不安が表面化した瞬間だったのかもしれません。

しかし、いずれも怒られているあなた自身には、まったく無関係な相手の中の理由です。そんな「怒り」に巻き込まれ、被害者になるわけにはいきません。次にあなたの不安とそれを乗り越える方法を見ていきましょう。

心の不安を知るカルテ①

なぜ他人の「怒り」に巻き込まれるのか

心の体力を上げる

あの人の「怒り」のカルテを見ていくと、その本質には、不安や不満があることが分かりました。同時にそれが、あなたとはまったく無関係であることもよく分かったのではないでしょうか？

そんな無関係な所から飛び出してくる「怒り」という槍から、あなたが自分自身を守るには盾が必要ですが、その前に、あなた自身を知る必要があります。

あなたの中にも「怒り」はあるのに、なぜあの人の「怒り」に巻き込まれ、そのことでいっぱいになってしまうのでしょうか？　それは相手の「怒り」に対し、自分の中に理由を探す「根拠のない不安」の迷宮へと迷い込んでしまうからです。

「脆弱性（vulnerability：バルネラビリティ）」という言葉があります。スマートフォンやパソコンの、外部からのウイルスに感染しやすい弱点などを説明する言葉として聞いたことはありませんか。あなたが「怒られると何も考えられない」となったり、「悲しい」「つらい」気持ちにとらわれてしまったりするのは、不安を持ちやすい「脆弱性」がメンタルにあるからです。

「脆弱性」の反対の概念を「レジリエンス（resilience）」と言い、これは「精神的回復力」「抵抗力」「復元力」「耐久力」などを意味する心理学でも使われる用語です。

何かをきっかけに心が落ち込むことは、人間誰しもあります。むしろその感受性は大切にすべきです。しかし、理不尽な他人の「怒り」をきっかけとして、自分の中に不安を持つ必要はありません。

風邪予防のために体の抵抗力をつけるように、周りの「怒り」にへこたれないよう、あなた自身でレジリエンスをアップできるようにしましょう。

心の体力を今より少しアップさせて、他人の「怒り」から自分を守るメンタルタフネス（心の強さ）を身に付ける方法は１０１頁から紹介します。

心の不安を知るカルテ②

ネガティブな感情を生み出す「認知のクセ」

「認知のクセ」

「怒られると何も考えられなくなる」のはなぜでしょうか？　カウンセリング事例を見てみましょう。

相談者のEさん（20代・女性・入社2年目）は、会社の新規事業のために立ち上げられた新しい部署に配属されました。新しい挑戦にワクワクする一方で、それまで支店の窓口で顧客対応だった自分が、本社の事業部でやっていけるのかという不安も感じていました。

部署のスタッフは全員先輩。社内で「レジェンド」と呼ばれる優秀な社員もいます。Eさんは、3年先輩の女性と一緒に仕事をすることになりました。一番年齢の近い先輩ですが、すでにいくつも新規事業を担ってきた「できる」社員です。

周りの人たちも「彼女に聞けば大丈夫。僕らよりも優秀だから」とEさんに言ったまま、社外を飛び回って、そもそも顔を合わせる機会もあまりありません。社外からの問い合わせや調整を社内で担当するEさんと先輩は、常にバタバタしていました。

そんな中で、Eさんが質問をすると、先輩は手短に、かつ的確にアドバイスをしてくれたそうです。しかし、仕事はどんどん忙しくなり、経験したことがない、分からない事が増えるばかり。Eさんは先輩に、自分よりも忙しいはずだからとだんだん質問ができなくなったそうです。

ある日、どうしても分からない事があり、Eさんはおそるおそる先輩に質問をしました。先輩は、いつものように手短にかつ的確なアドバイスをしてくれたそうです。しかし、その直後に手にしていた書類をドンッと机に叩きつけ、イライラしたような、小さなため息をついた先輩をEさんは見てしまいました。

Eさんはこう思いました。

「先輩は、面倒な後輩を押しつけられたと思っているんじゃないか……。私は、先輩たちと違って仕事ができないダメな人間だ……」

その日から、Eさんは、朝起きると会社に行くのさえつらく感じるようになってしまいました。部署の異動が決まった時のワクワク感が、自分の気持ちとは思えず、誰か別人の気持ちのように思えたそうです。

さて、Eさんの場合、先輩に直接怒られたわけではありません。そもそも先輩がEさんに対して怒っているかさえ分かりません。相手の態度や言葉を自分の中でネガティブに捉えてしまい、不安を感じ、迷宮に入りかけています。一体、Eさんに何が起きたのでしょうか？　Eさんがとらわれそうになっているネガティブな感情を生み出した原因は「認知のクセ」と呼ばれるものです。

「認知のクセ」をあぶり出す

カウンセリングでは、認知行動療法も応用します。認知行動療法とは、ネガティブな感情や思考を見直して、つらい気分を和らげる方法です。「認知のクセ」とは、現実を不正確に認識させ、ネガティブな感情や思考を生み出すことを指します。簡単に言えば「思い違い」です。

次頁のように、出来事に対し「自動的に浮かんだ考え」を分析すると、「認知のクセ」があぶり出されます。そして「合理的な考え方」が可能になります。

それって「認知のクセ」（思い違い）では？

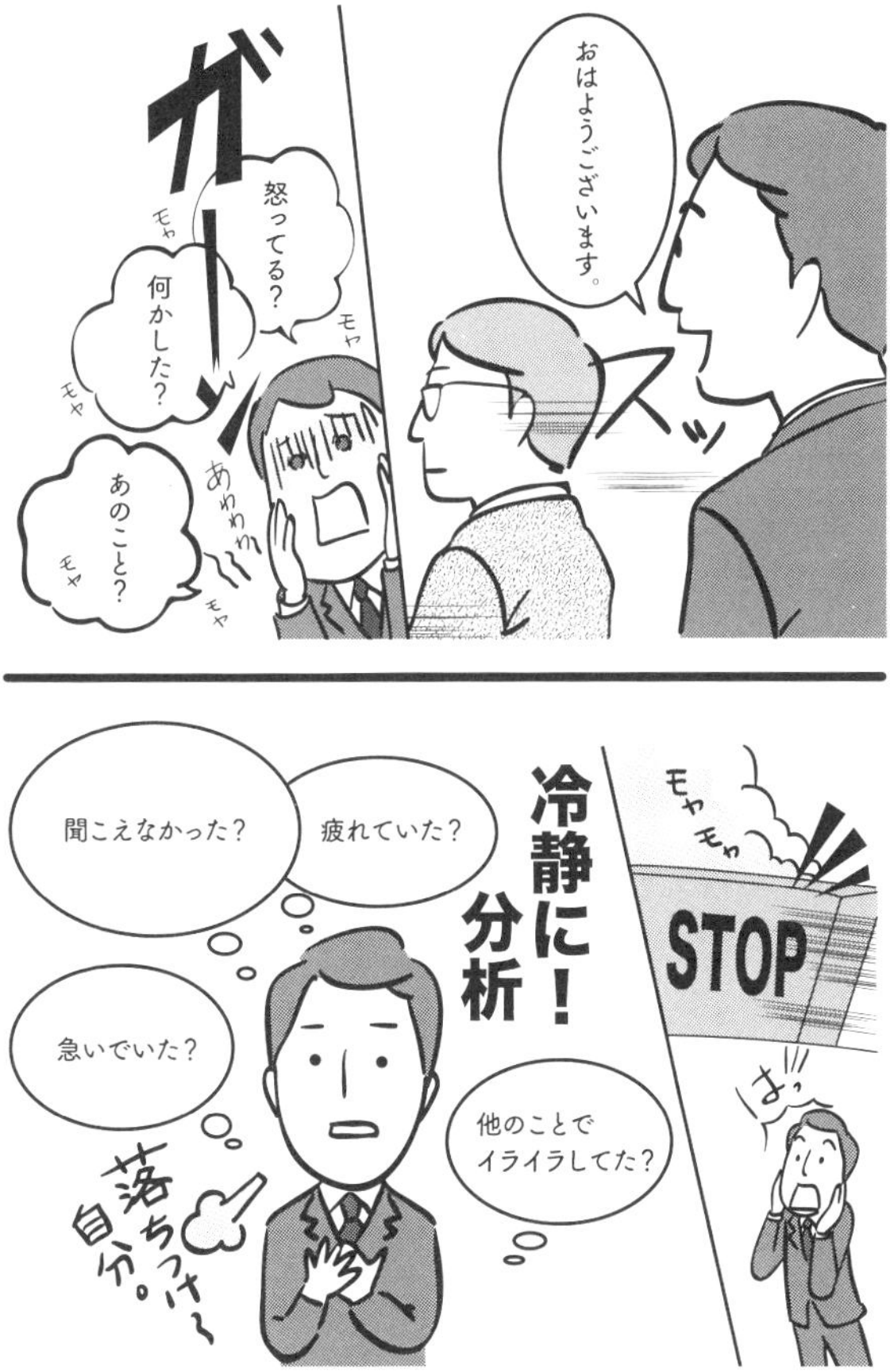
おはようございます。
スッ
ガーン
怒ってる？
何かした？
あのこと？
モヤ
モヤ
モヤ
モヤ
あわわわ
STOP
モヤモヤ
はっ
冷静に分析！
聞こえなかった？
疲れていた？
急いでいた？
他のことでイライラしてた？
落ちつけ～自分。

「認知のクセ」は誰にでもある

「認知のクセ」の始まりは、現実の不正確な認識（思い違い）です。誇張的で非合理的な思考パターンであるため、それが日常化すると、メンタルはどんどん弱まり、不安から抜け出せなくなっていきます。社会経験の少ない若い人、考え方が生真面目な人、失敗経験の少ない「できる」人に多く見られます。

「自分は大丈夫」と思うかもしれませんが、Eさんのように、怒られているわけでもないのに、自分の内側に入って勝手に悩んでしまう人は多くいます。「怒り」に巻き込まれやすい体質はこういうところからも出てきます。

次に紹介する「メンタルタフネスを身に付ける3ステップ」は、自分の「認知のクセ」をあぶり出し、客観的に分析し、「合理的な考え方」を導き出すことでネガティブな感情にとらわれない思考パターンを獲得するスキルです。

カウンセリングに相談にくる人を見ていると、もっと早くに来てくれれば、そこまで悩まなくても済んだのにと思うことがよくあります。Eさんの事例を紹介したのは、「メンタルタフネスを身に付ける3ステップ」を「自分は大丈夫」だと思っている人も含め、多くの人に試してもらいたいからです。

メンタルタフネス3ステップ①

出来事を記録して客観視する

相手の言葉を丸のみせず、分類してみる

相手の「怒り」に巻き込まれやすい人の多くは、相手の言葉を真正面から受け止めて、そのすべてをくくるような理解の仕方をしてしまいがちです。「受け身体質」と言ってもいいでしょう。そのため理不尽な内容なのに、「何がいけないのだろう？」と自身の内側だけで考え、「自分が悪いのではないか」と自分を責めることで納得しようとしてしまうのです。

これには、無理のない面もあります。

怒るのは上司や先輩、優位に立つ取引先ですから、その発言は「注意」や「指導」の装いを常にまとっています。所々は「至極ごもっとも」な点も含まれるため、受け止めざるを得ないことが多いのです。

しかし、相手の発言を分析すると、全体が均質ではないことが分かります。大きく

次の3要素に分類できるのです。

①「意見」として受け取り、それに即して自分の言動を変えることが、常識的に考えても「良いこと」だと判断できる内容。

↓「そんなに強く言わなくても」「もっと丁寧に説明してくれれば」など、関係改善ができれば、互いに建設的なやりとりができそうです。

②あくまで相手の価値観であって、第三者も「そうだ」とは言わないであろう、一方的、または理不尽な内容。

↓第2章でも見たように、これは、やり過ごす、距離を置くことで、巻き込まれないようにする必要があります。

③ただの人格否定、言葉の暴力、ハラスメントの塊のような内容。

↓無視、もしくは交代。場合によっては「逃げる」ことも必要です（詳しくは第4章で取り上げます）。

この3つを一緒のものとして捉えて、丸のみしてしまうと大変危険であることはお分かりいただけるでしょう。

しかし、受け身体質で「怒り」への耐性が弱い人は、何度も怒られているうちにだんだんと判断ができなくなってしまうものです。「自分は大丈夫」と思っていても、仕事という「我慢が前提」になりがちな環境では、気付かずに渦中にいることも少なくないのです。

では、どうしたらいいのでしょうか？

記録して、分析する

前述したような分類を怒られている現場でとっさにすることは不可能です。特に怒られやすい人は、「不安」「つらい」「悲しい」などの感情が先にあふれて、それどころではなくなってしまいがちです。

そこで、私が相談者に勧めているのは、「記録して、分析する」ことです。心の内側にこもりがちな人でも、資料をまとめる、分類することを事務処理的な感覚で取り組めば、自分の状況を客観視しやすくなります。

この作業のねらいは、自分を客観視することで広い視野を持ち、相手の理不尽な「怒り」に巻き込まれない判断や「間合い」が取れるようになることです。具体的には次のようなことをしてください。

①「上司に怒られた」「取引先を怒らせた」など、あなたが不安を感じた体験をしたら、その日付と「出来事」をメモします。

②その時に「自動的に心に浮かんだネガティブな気持ち」もメモしてください。1行、ひと言だけでもかまいません。

「出来事」と「気持ち（自動的に浮かんだ感情）」。この2つだけです。

もしも、具体的に何か行動を取ったなら「反論した」「泣いた」「食事もできなかった」……、といったことも手帳やスマートフォンに記録するとよいでしょう。

記録は誰かに見せる、提出するものではないので、書き方に悩む必要はありません。誰かに「どんな気持ちになった？」と聞かれた時に、その記録を元に「悲しくなった」と口頭で説明できる程度のものでいいのです。

怒られた時、あなたが「自動的」に浮かんだ考えを記録して下さい

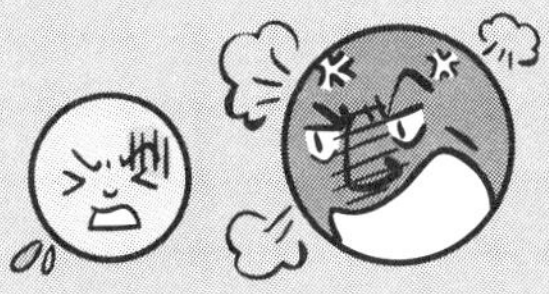

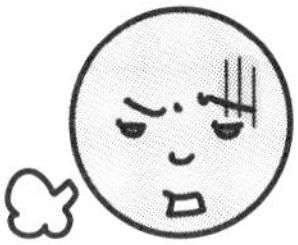

私は何をやってもいつも
叱られてしまう……はあ…

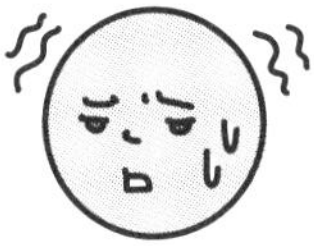

あの人はコワイ。もう
怒られたくない。つらい

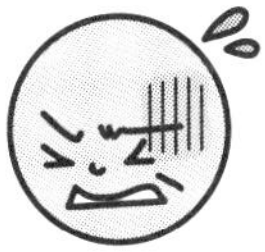

もういやだ。
もう会社に行きたくない…

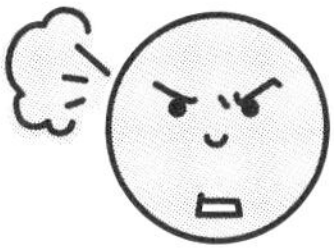

たいした指示もしないくせに
ダメ出しばかりだ!

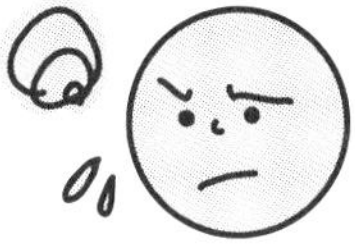

すごく自信があったのに…。
全否定された。もういい

メンタルタフネス3ステップ②

「認知のクセ」を分析する

「認知のクセ」はあなたの「感情のクセ」

ステップ①で、心の内側にあった「気持ち」を記録として「見える化」しました。自分の身に起きた「出来事」を少し離れた場所から広い視野で、客観的に見ることができるようになったのではないでしょうか。

冷静に見返せるようになった自分に起きた「出来事」と、その時の自分の「気持ち」を分析してみましょう。怒られた時に自動的に考えた「気持ち」が、次頁に挙げた「認知のクセ」に当てはまるかどうかを見ます。

9種類の中から、カウンセリングの事例で多い「認知のクセ」の代表例の5つを少し詳しく見ていきましょう。

認知のクセ

① 全か無かで考える
ものごとを見る時に「白か黒か」と極端に考える。何かに失敗すると「自分はダメだ」「終わりだ」と考えすぎる。完璧主義な発想をしがち。

② 一般化のし過ぎ
「いつもダメだ」「どうせまた失敗する」と一般化して考える。

③ 心のフィルターを通して見る
自分の感じていることが真実であるように感じてしまう。
「自分は嫌われている」「これは失敗する」と感じたままを信じてしまう。

④ マイナス転換して考える
プラスのことやなにげないことをマイナスに転換して考える。
仕事がうまくいっても「これはまぐれだ」と思ってしまう。

⑤ 空気を読みすぎて、結論が飛躍する
「こう考えているに違いない」と相手の心を読み過ぎる。
「これはうまくいくわけがない」と先を読み過ぎる。

⑥ 拡大解釈と過小評価
自分の短所や失敗を過大に考える。逆に長所や成功を過小評価してしまう。

⑦ レッテルを貼る
根拠がないのにネガティブなレッテルを貼ってしまう。
「自分はダメだ」「あの人はできない」などと決めつける。

⑧ 「べき」思考
「必ずこうすべき」といつも自分にプレッシャーをかける。他人を批判する。

⑨ 何でも自分のせいにする
何に対しても「自分のせいだ」と考えてしまう。

①全か無かで考える

その時、一度きりの出来事を怒られただけなのに、自分は全てダメだと考えてしまうことはありませんか？　例えば、上司を乗せた営業車での外回り。運転していたあなたは、右折時に対向車の確認を怠ったことを上司に注意されました。すると、「私は自動車の運転が下手くそだ。もう運転したくないなあ」と運転技術全般をダメだと考えてしまう、といった感じです。

②一般化のし過ぎ

怒られた瞬間、「私はいつも叱られてばかりだ」とため息をついて、気力も失ってしまう。でも、記録を見ると決して「いつも」ではないことが分かります。人は、強く印象に残った出来事をつなぎ合わせて全体の記憶を再整理します。そのため、他人の「怒り」にとらわれていると、日常のすべてで怒られ続けているように思いがちになってしまうのです。しかし、怒られている出来事も時間も、人生のほんの少しの部分だけなのです。

⑤空気を読みすぎて、結論が飛躍する

「先輩たちが集まって話している。私のことを使えないやつだなあ、とあきれて

いるのかな……」。ないかもしれない事を推測し過ぎて、自分で不安をあおります。

⑧べき思考

これは「怒る人の理由」で紹介した「コアビリーブ＝べき」の価値基準と同じです。「こうすべきだったのに」と自分を追い込む思考です。また、他人を批判しがちな思考でもあります。

⑨何でも自分のせいにする

上司がイライラしていると、「また、自分が何かしたせいでは？」と、怒られる前から自分を責めてしまい、自ら、被害を拡大してしまいます。

客観的に見れば「そんなことがあるはずはない」と冷静になれることがほとんどです。相談者に「記録をつけてきてください」とお願いすると、次の相談日には、「先生、もう大丈夫です」「気分が楽になりました」と言う人も多くいます。なぜなら、記録を取っていると、自分の認知のクセに気付けるからです。

メンタルタフネス3ステップ③

自分のアドバイザーになる

健康的でない考え方を見つめ直す

ステップ②の「認知のクセ」は、「出来事」に対して起きる自動的な感情や考え方の「クセ」なので、それ自体をなくそうとするのは難しいものです。まずは、「自分の考え方のクセはどれだろう」「ああ、自分にはこういう考え方のクセがあるのか」という見方ができるようになればいいのです。

「クセ」ですから、気のせい、捉え違い、考え過ぎかもしれません。もちろん、もしかしたら的確な判断かもしれません。それを、「アドバイザーとしての自分」が第三者目線で客観的なジャッジを行うのが、ステップ③の内容です。あまり難しく考える必要はありません。友だちから「まあ、気の持ちようだよ」と声を掛けられるのと同じ程度でよいのです。それで気分がガラッと変わります。

もう一人の自分が「アドバイス」するとラクになる

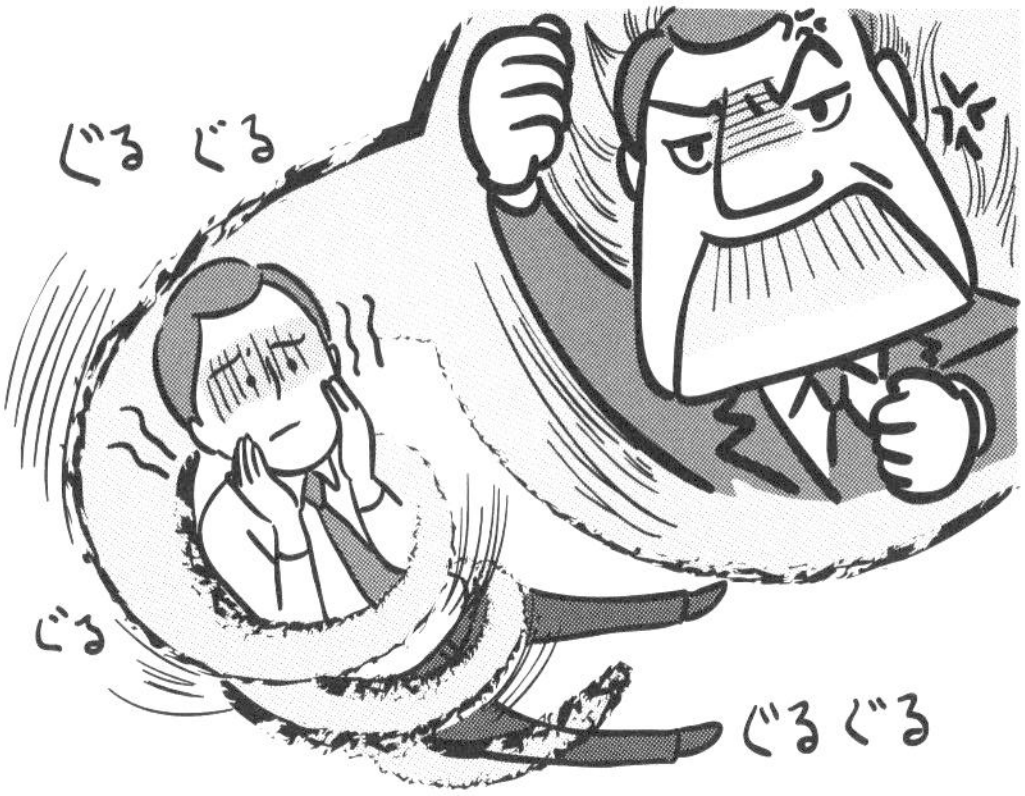

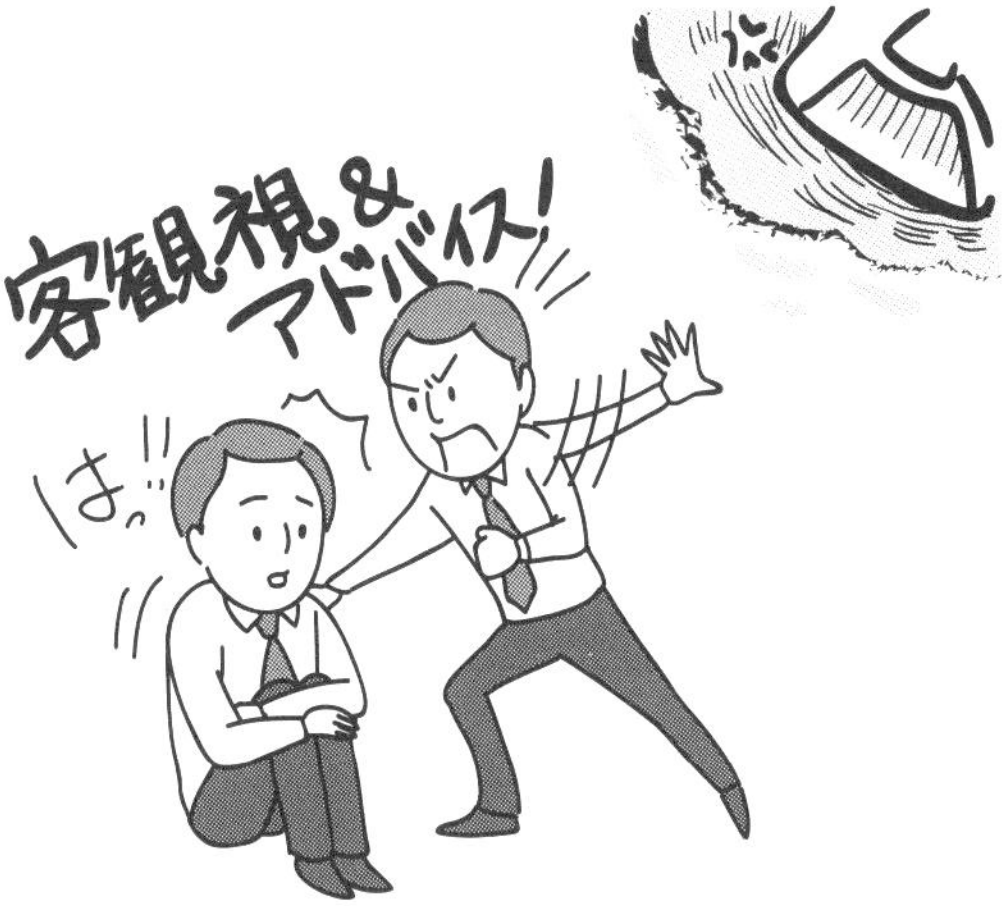

例えば、前述の相談者Eさんは、先輩のため息を見たという「出来事」に対して、「先輩に負担をかけている自分はダメな社員だ」という「気持ち」を持ちました。これは、「認知のクセ」の「⑨何でも自分のせいにする」です。

Aさんは、先輩から直接そう聞いたことはないのです。むしろ先輩は、忙しい中でもいつも通り教えてくれたのですから。

では、「アドバイザーとしての自分」に隣に座ってもらいましょう。

「そこは、忙しい中、ありがとうございますって感謝するところじゃない？」

「先輩だって忙しいから、ため息ぐらいつくよ。後輩のあなたに弱みを見せたくないと思って言わないだけで、本当は仕事のグチくらい言いたいのでは？」

「確かにイラッとしたのかもね。でも、機嫌の悪い時は誰にでもあるよ」

どうです？「アドバイザーとしての自分」は、たいしたことは言ってくれません。あなたは、「そんなこと分かっているよ」と思ったかもしれません。しかし、たったこれだけのことで、「すべて自分のせいだ」の一択だけではなくなりました。

このジャッジは「正解」を出すためのものではありません。「出来事」を「自分のせいだ」に直結して考えてしまう「クセ」を、客観視することで「そうじゃなかったかも」と視野を広げる訓練です。

「怒られるとボーッとして何も考えられない」。そこからポジティブな考えにたどり着くのはとても大変です。自分の中で出した答えを自分で否定するのは、すごく難しいからです。

しかし、それはただの考え方の「クセ」だからと、一度外側に出し、「これはこれ」として、「もう1つ、違う考え方を持ってみよう」というのは、誰にでもできることです。

目標は「自尊心」を高めること

メンタルタフネスを身に付ける目的は、「怒っている人なんかに負けない自分」ではありません。他人の「怒り」に巻き込まれやすい人は、自信がなくなったり、他人の意見や感情に敏感になったりしている受け身の状態にいます。相手のことを優先し、受け身になると、自分のことは二の次になってしまいます。これは自分を大切に思う気持ち、「自尊心」が不足している状態なのです。

自分の「気持ち」を客観視する「アドバイザーとしての自分」の協力を得ることは、あなたの「自尊心」を高めるトレーニングとなるのです。

カウンセリングでは、2週間程度を目安に記録を振り返りながら話を聴きます。ほとんどの人が「なんだ、そうかあ」と表情を和らげて帰っていきます。

メンタルタフネスを身に付ける

では、ここで3ステップをおさらいします。ぜひ、あなたもやってみてください。

ステップ① 出来事を記録して客観視する……「①出来事」と「②気持ち（自動的に浮かんだ感情）」の2つをメモ。

①「上司に怒られた」「取引先を怒らせた」など、あなたが不安を感じた体験をしたら日付と「出来事」をメモします。

②その時に「自動的に心に浮かんだネガティブな気持ち」もメモしてください。1行、ひと言だけでもかまいません。

ステップ②　「認知のクセ」を分析する……冷静に見返せるようになった自分に起きた「出来事」とその時の自分の「気持ち」を分析してみる。

怒られた時に自動的に考えた「気持ち」が、9種類の「認知のクセ」（107頁参照）に当てはまるかどうかを考えます。

ステップ③　自分の自尊心を高めるアドバイザーになる……第三者目線で客観的なジャッジを行う。

メンタルタフネスを身に付ける3ステップの目的は自分の考え方の「クセ」を一度外側に出し、「これはこれ」として、「もう一つ、違う考え方を持ってみよう」とすることで自尊心を高めることです。

本章では、私たちの中にある「不安」と「怒り」について見てきました。このカルテをもとに、次はいよいよ他人の「怒り」に負けない処方せんを紹介します。

第4章

あの人の「怒り」に負けない処方せん

「怒り」に負けない処方せん——9つのスキルを身に付ける

9つのスキル

第3章の冒頭でこう述べました。

「相手が怒る理由が見えてくると、あなたを悩ます人の『怒りのカルテ』がイメージできます。あなたはそれに応じて処方せんを出すドクターの気分でいればいいのです」

ここまで、相手の「怒り」のカルテに加え、あなたの「不安」のカルテについて、その読み方を見てきました。本章では、相手の「怒り」やあなたの「不安」に向き合う方法として「9つのスキル」を紹介します。

この中に、怒られることに悩みや不安を持つあなたにとって、状況を改善できる処方せんがあるはずです。まずは、できるところから実践してみてください。

9つのスキルは、次頁の表のように「自分を変える」「相手を変える」「自分を守る」の3つの種類があります。

怒りに負けない9つのスキル

自分を変えるスキル

① 回想法
ずっと抱えている「怒られた経験」を客観的に分析します。
感覚的な把握が合う人に向いています。

② 自分を知る
相手の「怒り」を理解できるようになったら、自分を知り、受け身である
ことをやめることで他人の怒りに巻きこまれないようになります。

③ アイ(I)・メッセージ
相手に攻撃的・否定的と思われない会話の方法です。
理解し合いたい相手との関係改善に有効です。

相手を変えるスキル

① 傾聴・伝え返し
目の前の相手が、エンドレスな「怒り」を示している時に使います。

相手の理由に同意しなくても、「伝え返し」で「怒り」を受け止め、返すことができます。

② 好意の返報性
相手の反発をこちらから取り除くスキルです。
前向きな関係を築きたいという気持ちが相手に伝わります。

③ 正直に伝える
「怒られると怖い」状況を相手に正直に伝えます。相手に「怒っている自分」に
気づかせ、コミュニケーションの方法を変えさせるスキルです。

自分を守るスキル

① 話題を変える
会議や商談の場など、相手を無視できない場で、「怒り」の対象となっている
話の流れを変えるなど、「怒り」のピークを受け流すスキルです。

② 無関心
相手の「怒り」を理解できるようになったら、もっと自分を知り、受け身である
ことをやめることですべてのスキルをもっと効果的に使えるようになります。

③ 逃げる
関わらなくてもいい「怒り」を見極め、心の平安を維持することが大切です。

自分を変えるスキル①

回想法

「出来事」を思い出して客観視する

第3章の「メンタルタフネスを身に付ける3ステップ」は、事務処理が得意な人に向いています。生真面目さを生かした「記録」で客観視がしやすくなるのです。

中には、そうした手順を踏んだ理解よりも、感覚的な把握を得意とする人もいます。実は、私もそのタイプです。そうした人には、「記憶」を思い返すことで自己分析する方法を提案しています。ここでは「回想法」と呼ぶことにしましょう。

このスキルは、「あー、いま思い出してもムカつく」「あの時のことを考えただけで手が止まっちゃう」「また怒られたらと思うと勇気が出ない」など、過去の経験にある「不安」「おびえ」が日常を縛ってしまう時に使います。

「回想法」には、1点、注意が必要です。例えば災害を経験した、あるいは事故や犯罪に巻き込まれた、または目撃した。そうした「事実の出来事」によって、ずっと恐怖や強い不安を抱えている人はやらないでください。そうしたストレスを抱えている場合は、より専門的な医療機関に相談するなど、適切な対応をしてください。

シーンに「題名」をつける

怒られた「不安」に悩んでいる人は、まずは目を閉じて、その怒られたシーンを再体験してみてください。そして、その時の気持ちを言葉にしていくのです。「苦しい」「何だか気持ち悪い」「あー嫌だ」などです。そうやって、その時には言えなかった自分の気持ちを口に出していくと、そのシーンが客観的に見えてきます。

すると、その気持ちや言葉に対し、自分なりの解説ができるようになっていきます。「その時は、一方的に責められて、ただただ苦しくて、早く逃げたいと思っていたけど、どこかで自分のプライドが傷つけられているのが本当は嫌だったのかなあ」といったように、「出来事」に対して自動的に思い浮かんだ「気持ち」を、違った側面から見ることができ、徐々に視野が広がっていきます。

つらかったことや不安について、少し「他人事」として考えられるようになります。

次に「怒る相手」と「怒られる自分」のシーンのまま、今度は反対側に意識を移動させます。自分が相手の位置に座るのです。これはイメージするだけでよいのですが、実際に自分の席の位置を変えて、別の場所から自分を見るという方法も有効です。

ここですることは、相手の考えを想像してみることではありません。あくまで自分を客観視することです。自分は、相手の位置から、どう見えるのだろう？　あれ？「はい、はい」としか言ってないな。その割には、「同意していません」って顔に書いてある。そうした自分の考えや感情は、相手にもハッキリ見えていたのだな……。

ずっと「怒られて不安になった」と何回もフラッシュバックしていた経験を、１つのシーンとして多面的に「鑑賞」していく。すると、映画監督のような気分で「そこ、もっと表情で否定したらいいいんじゃない」「むしろ笑顔でサラッと流した方が話題が変わったかも」と演出することが可能になります。

最後に、そのシーンに「題名」をつけてください。

ある相談者の男性は、一方的に怒鳴り続ける上司に心をすり減らしたシーンを思い出しながら、「題名ですか？　そうですね……、えーと『ばかきのこ』ですかねえ」と命名しました。私もそれには意表を突かれたので「えっ？」と言ってしまいましたが、相談者は「いや、きのこに意味はないのですが、何か、ばかばかしくって」と言いながら、表情は和らぎ、笑顔が戻ってきていました。

「ばかばかしい」理由が、延々と怒られている時間が無駄だったことなのか、上司の言っていることなのか、自分がそれで悩んだことなのかは分かりません。しかし、感覚的に物事を捉える人にとっては、そんなふうに笑い話に転化できただけでも、大きな意識の変化をもたらします。

「仕方がない」は諦めではない

嫌なことは早く忘れたい。誰もがそう思うことでしょう。

しかし、その「出来事」にずっと縛られたまま、その時の「気持ち」を抱えたままでは、忘れるどころか、どんなに時間が経っても、その時の「認知のクセ」から生じた、ネガティブな感情や考えを引きずったままになってしまいます。

「認知のクセ」を広い視野で見ていくと、多くの相談者が「まあ仕方がないですね、これは」「何ともならない時もありますからね」と達観した感想を言うようになります。

それは諦めの言葉ではなく、その「出来事」はそこで終わっている。場合によっては「何とかなる」ことを考えられるようになった証しなのです。

自分を変えるスキル②

自分を知る

相手の「怒り」を知り、「自分」をもっと知る

ここまで紹介してきたスキルは、対人関係の技術です。対人とあるからには、もう一方は自分自身です。自分自身をもっと知ることで、スキルはさらに向上します。

相手の「怒り」に巻き込まれるのは、自分の中に理由を探してさまようからだとここまで説明してきました。そもそもなぜ、相手の「怒り」を自分で心の内側に引き込んでしまうのでしょうか？　それは「怒り」の中に、「相手が期待する自分」「より良く改善しなければならない自分」を探してしまうことも一因です。

相手の怒りが気になるということは、自分の中に相手に求めていることがあります。例えば、「こんなことで怒るべきではない」「もう少し寛容になるべき」「私の話も聞くべき」と。そこにあなたの不安や不満の原因があります。そこを、「まぁ、そういう人もいる」「この人を変えるのは難しい。だから放っておこう」「労力かけても無駄。

別のことに力を入れよう」と思ってみてください。

怒る相手に受け身にならない

自己改善は、誰もが持つ意欲です。しかし、それを他人の価値観に求める必要はありません。人は、自分の求める自分にしかなれないのです。親の期待、教師の期待、会社の期待……、常に他人が求める姿、それに応えることで得られる評価をこれまでは気にしてきたかもしれません。時には、自分の納得できないことにも頑張ってきたかもしれません。

しかし、あなたはもう1人の大人です。自分にとって最も安らぐ日常を手にする、そのために日々を生きる選択をしてかまわないのです。受け身であることをやめ、他人の「怒り」に巻き込まれるのをやめてよいのです。

そのためには、もっと自分を知りましょう。そしてもっと自分を大切にしましょう。大切な自分のことを怒る他人に、自分の心の中の場所を与えることは、もうやめましょう。そのための技術が、本章で伝えたい、あの人の「怒り」に負けない「処方せん」です。

自分を変えるスキル③

アイ（I）・メッセージ

「相手主語」は攻撃、「自分主語」は提案の印象を与える

次に、今まさに相手と対面中に使える防御のスキルを見ていきましょう。

「アイ（I）・メッセージ」は、怒る側にも怒られる側にも有効なスキルです。「アイ・メッセージ」の説明の前に、その反対の「ユー（YOU）・メッセージ」について触れておきます。

「ユー・メッセージ」とは、「君は、何でそんなこともできないんだ！」「あなたの指示は間違っている」など、相手を主語として意見を伝える話法です。相手に対し、「責任」を求めたり、「否定」を伝えたり、攻撃的な印象を与えます。また「私は勝ちで、あなたは負け」というメッセージを含みがちです。

そのため、言われた相手の感情としては、防衛本能が働きます。「ユー・メッセージ」で怒られた人は萎縮し、思考停止になってしまい、一方、怒られた側も言い返しに

「ユー・メッセージ」を使うと、さらに相手の「怒り」を増幅させます。
しかし、「ユー・メッセージ」を「アイ・メッセージ」に置き換えると、相手の受け取り方が変わります。

誰かを怒ってしまう時

「あなたは、何でそんなこともできないんだ！」
↓「私は、あなたならできると期待していたんだよ」

怒られた時の言い返し

「あなたの指示は間違っている」
↓「私は、こうやりたいと思っているんです」

「相手主語」を「自分主語」に置き換えることで、相手への攻撃性はグッと弱まります。特に怒っている人は、その本質に「不安」「弱さ」を抱えているので、防衛本能も高まっています。そこへ反論されたと思うと、「怒り」が増幅してしまうのです。
この「怒り」の増幅は、周囲にも広がる時があります。

例えば、上司の理不尽な「怒り」を他の人に相談する場合、「部長が間違っている」と伝えると、第三者であっても「あなたに非はないのか？」と考えがちです。

その時は「私は、怒られると萎縮してしまうので」と自分のことを伝えます。すると第三者も「それは大変だったね。どんなことを言われたの？」と共感を示しやすいのです。

「アイ・メッセージ」は誤解を少なくする

次の事例は、上司1人と部下4人を対象にしたカウンセリングを元にしたものです。これまでと少し違うのは、怒られているのは上司の方なのです。

仕事が「できる」4人（30代から40代）の部署に、新しい上司Fさん（男性・50代）が部長として異動してきました。Fさんも社内では「できる」と定評のある人物。4人の部下は、やりがいのある職場になるぞと期待を持ちました。

ところがFさんは、部にきた仕事を自分の采配で処理し、各自に最低限の指示を与えるだけ。「これ、お願い」「ああ、これでいいよ」「これは、私が何とかしておくよ」と、自己裁量で仕事を回していってしまいます。確かに部の仕事はそつなく回りますが、4人の部下は何だか納得できません。

やがてFさんに対して「部長、あなたの指示はどんな意図があるんですか?」「部長は、取引先にどう提案しているのですか?」「部長は……」と問いただすことが日常化していったそうです。

私が、カウンセリングを始めた時、その部署の5人の関係は最悪の状態でした。Fさんと部下たちを別々に面談した内容はこんな感じです。

Fさん「4人とも言うことを聞いてくれません。反発するばかりで不満しか言わないのです」
部　下「私にだってそれなりの実績がある。命令だけされる将棋の駒じゃない」
Fさん「彼らは、放っておくと仕事をし過ぎてしまうタイプ。私には業務管理の責任があります」
部　下「私を信頼していないのか、簡単な業務ばかり指示してくる。傷つきます」
Fさん「彼は、以前に体調を崩したことがあるのです。そうならないように仕事量を考えています」

部　下「まったく聞く耳を持ってくれない。モチベーションは下がりっぱなしです」

Ｆさんが、これまで部下たちに自分の気持ちを伝えたことはないそうです。

Ｆさんは、「働きやすい職場をつくりたいのだが……」とため息を漏らしていました。

一方、部下たちは日ごろから、直接Ｆさんに「あなたは」「部長は」と言いたいことを伝えてきたのでストレスはありません。

管理職としてのＦさんの気持ち、部下たちの熱意もよく分かります。

しかし、互いが「ユー・メッセージ」を使っているため、話し合いが成立しないのです。そこで私は、５人全員に「アイ・メッセージ」の使用を勧めました。すると、その後、５人が相手に使う言葉がずいぶんと変わりました。

部下はＦさんに

「私たちは、目的や期待を知りたいんです」

「その上で、私たちにも何か踏み込んだ提案ができないか、考えさせてください」

と言うようになりました。

Fさんも部下たちに
「優秀な人材だから、私は君の体調が心配なんだ」

と伝えるようにしました。すると、部下たちは、

「私は、もう十分回復しています。安心してください」

「私たちもワークライフバランスに配慮した働き方を一緒に考えます」

と答えるようになりました。


良かれと思って、部下の管理の一切を取り仕切ったつもりのFさんでしたが、部下たち自身の気持ちに閉塞感を持たせていたことを理解し、反省しました。それからは、部内全体で情報共有し、意見交換も活発に行っているそうです。

部下たちも「自分たちへの配慮だとは思ってもいませんでした。何でも自分ひとりでやってしまう上司だと、残念な気持ちでいっぱいになり、反発していたんです」と、自分たちの誤解に気付いたと言います。

このように、怒る人の意見を一方的に受け止めず、反論する際も、「私はこう考えます」と「アイ・メッセージ」で伝えるようにしましょう。

相手を変えるスキル①

傾聴・伝え返し

相手の気持ちを察する

さて、ここまでさまざまな「怒り」の理解、その対処・防御法を見てきて、怒っている人に対する印象や、怒られている自分の「不安」がだいぶ変化してきたのではないでしょうか？

「どうにかなる」「変えていける」「改善も可能だ」と少しでも思えてきたなら、あなたの日常は、確実に良い方向に向かっていくはずです。

ここからは、さらに実践的な防御法を紹介していきます。

第2章の「起承転結法」の「承」の術（56頁）を応用し、今、まさに怒っている人の「怒り」に正面から向き合ってみましょう。「承」の術では、「耐える」のではなく「理解」を示し、「共感」を得るための技術を紹介しました。「説明」は「言い訳」と受け取られるので、相手の「怒り」の発火点となっている「出来事」と「気持ち」への理解を示すという技術でした。

ここで紹介する「怒り」への向き合い方は「傾聴・伝え返し」です。文字通り、耳を傾けて聴くことで「相手の気持ちを察している」ことを伝えます。

「怒りのピークは6秒間」の後も「怒り」が止まらず、ずっと怒り続けている人がいたとします。「はい」「すみません」だけでは、収まりそうにもない状況です。これは、長くなりそうだと思ったら、「傾聴・伝え返し」で対応してみましょう。これは、言われていることを受け止めて、そのまま相手に返す方法です。

「怒り」を止める「伝え返し」

まず怒られている例を見てみましょう。

「君は大事なお客様を怒らせてしまったんだぞ。どうするんだ！　部署の皆が対応に追われて困ってるんだ。分かっているのか？　どうなんだ？　どうするんだと聞いているんだ！　部署の皆が対応に追われて困ってるのが分からないのか？」

大変な事態だと分かっても、「どうするんだ」と聞かれても軽々に答えることはできません。期待する答えと違えば「私の言っていることがまだ理解できないのか！」とさらに「怒り」の火に油を注いでしまうような状況です。

しかし、ここで怒られているだけでは時間の無駄です。相手の「怒り」の連鎖を止める必要があります。「傾聴・伝え返し」を次のように使ってみましょう。


「君は大事なお客様を怒らせてしまったんだぞ。どうするんだ！」

「お客様は怒ってしまったんですね。申し訳ございません」

「そうだ。さっきからそう言っているだろう。これは大変なことなんだぞ！」

「はい。大変なことだと思います」

「そうなんだよ。そのせいで、部署の皆が対応に追われて困ってるんだぞ」

「皆さんを困らせてしまい、ご迷惑をおかけしました」

「そうだ。ただ、今回は、お客様もこちらに対応を任せると言ってくれている」

「そうですか。お客様もそう言ってくださってるんですか」

「そうだよ。とりあえずは一安心だが……。しかし、リカバリーは大変だぞ。反省しているなら、仕事で挽回してみろ。分かったな」

「はい」

怒っている相手の言葉におうむ返しで相づちを入れているだけなのですが、相手にはそれが「自分の言葉が届いている」「理解をしている」という認識に変換されます。

1つ大切なポイントは、「傾聴・伝え返し」をしつつ、自分なりの「反省している表情」も同時につくることです。

せっかくの「傾聴・伝え返し」も、ぶっきらぼうな言葉や愛想のない表情では効果が薄くなります。人はどこからメッセージを受け取り、判断するかという心理学の法則（メラビアンの法則）によれば、「表情や態度」が55％、「声のトーンやスピード」が38％、「言葉そのもの」が8％です。まさに「人は見た目が9割」なのです。

「怒り」の感情は、なかなか止まりにくく、放っておけば勢いを増して長期化します。しかし、感情を深く受け止めたように相手に見せて、理解していると伝え返すことで「まだ分からないのか」が「少しは分かったようだな」に変わり、「怒り」の蛇口は徐々に閉まっていきます。「傾聴」は、相手の怒っている時間を短くする技術です。

相手を変えるスキル②

好意の返報性

怒っている人の心に1歩踏み込む

怒っている人を目の前にして、ただ耐えてやり過ごすのではなく、1歩でも話を前に進めなければならない時があります。

そうした時に有効な、相手の「怒り」を抑制し、かつ、こちらとの対話やコミュニケーションを可能にするスキル「好意の返報性」を紹介します。「好意の返報性」とは、自分に好意を持ってくれている相手には好意を「お返し」したくなる心理の法則です。

自分を変えるスキル③「アイ・メッセージ」でも出てきましたが、怒っている人は、その根底に「不安」がある場合が多いので、批判や攻撃に弱いという特徴があります。「アイ・メッセージ」では、自分を主語にして相手の警戒心を和らげました。「好意の返報性」では、さらに1歩相手の心に踏み込んで、一方通行の「怒り」の流れを変えて、コミュニケーションを図ります。

第2章の「起承転結法」の「承」の術でも紹介した、意表を突く「感謝」（65頁）にも通じます。そこで説明したように、「相手は意表を突かれ、冷静になると同時に、嫌悪感から救われることに感謝する」ことを活用するのです。

「感謝の言葉」で錯覚させる

これも私が以前、お客様相談窓口の責任者をしていたときのエピソードを元にしたシチュエーションで見ていきましょう。

相手は高齢の女性のGさん。電話でクレームを入れてくるのですが、その話が長く、途中から説教モードに突入します。担当する人は、それにつき合わされることにうんざりしてしまっていたので、私が交代しました。

さらにGさんの説教は続きます。

「あなたはまだ分からないかもしれないけれど、世の中ってそんな甘い考えじゃ渡っていけないものなのよ。私だから、こうやって1つひとつ説明しながら、改善点に気付かせてあげているけど、世間はもっと厳しいものなんだから。いい？　あなたがこれを機会に成長してくれれば、そう思って、言いたくないことも言ってあげてるの。

そもそも……」

正直、私は「困ったなあ……」と思いました。

しかし、ここで「承りました」とこちらから電話を切ろうとしたり、「こうした長時間のお電話は迷惑です」と批判したりすれば、相手の「怒り」を最大値に引き上げ、収拾がつかなくなることは分かっていました。こういう場合は、ひと通り、相手の話が一巡したところで、ひと言、ハッキリと伝えるのが効果的です。

「今、気付きました！　なるほど、おっしゃる通りです！」

すると相手は、「えっ⁉」と一瞬言葉につまります。そこにすかさず話を続けます。

「理解に時間がかかってしまい、本当にすみませんでした。どうも私たちは自分たちの都合による仕事の仕方に慣れてしまい、お客様の感じ方に鈍感になっていたようです。今、お客様に丁寧にご指摘いただいた点、恥ずかしながら思いが至りませんでした。とても参考になりました。有難うございます」

言っている内容は「承りました」とさほど変わらないのですが、1歩、相手の価値観の領域に足を踏み入れ、それを理解したことを示すのです。相手は自分に本心からの感謝を伝えてきたので、少しうろたえます。

これは「起承転結法」の「承」の術でも紹介した「怒りやすい人は、感情の起伏が激しいので、共感もしやすい」(64頁)のスイッチを入れたのです。

良好な人間関係には「信頼」が介在します。「怒る・怒られる」のやりとりの中で信頼関係を築くのは難しいものですが、「承認」し、それに「共感」を得ることで擬似的な「信頼」の芽＝「好意」の錯覚が相手に生まれます。

「そ、そう。分かればいいのよ。どれだけ貴重な時間を使わせたと思っているの」

そこからは、手短なやりとりで電話は終わりました。クレームの対象が自分の側に寄って来てしまい、相手の「怒り」の行く先がなくなったのです。

学べる相手には素直に「教わりたい」を伝える

前章の「メンタルタフネスを身に付ける3ステップ」で「怒り」と思える要素を3つに分類しました。その①で「意見」として受け取り、それに即して自分の言動を変えることが、常識的に考えても「良いこと」だと判断できる内容であれば、人間関係の改善も目指せると紹介しました(102頁)。

例えば「怒り」が沸騰すると面倒なタイプだけれど、言っていることは間違いではなく、その人からは、できれば怒られずに仕事をきちんと教わりたい。そうした相手には好意を錯覚させることなく、気持ちを率直に伝えて「好意の返報性」を活用すればいいのです。ポイントは「短いフレーズ」をくり返すことです。

「丁寧なご指摘をありがとうございます。正直、私の理解が追いついていなかったようです。それなのに、いつまでも我を張って中途半端なことをしてしまい、ご心配ご迷惑をおかけしました。この件についてご経験やアドバイスをお聞かせくださいませんか？　今さら何だと思われるかもしれませんが、この機会にしっかりした仕事の仕方を身に付けたいと思います。何とぞ、ご指導のほど、お願い申し上げます」

「好意」とは、反発しないでやっていこうという気持ちの表明です。

相手の意見に対して、丸のみの同意を示す必要はありません。あなたの考えを変えるわけではなく、「相手の言っていることをちゃんと受け止めていなかった」ことや「ここからは、理解に努めます」ということを明確に伝えればいいのです。

「好意の返報性」に効くフレーズには、次のようなものがあります。

「今、気付きました。正直、違った受け止め方をしていました」

「せっかくご指摘いただいていたのに、今まで理解できていませんでした」

「幅広い知見、とても参考になります。視界が開けました」

「私の理解が追いついていませんでした。もう一度、この件でご教示いただけないでしょうか」


とっさに考え出すのは難しいので、こうした「使えるフレーズ」を用意しておくのがよいでしょう。

相手を変えるスキル③

正直に伝える

とっさの対応が難しい場合

これまで、「怒られるとボーッとしてしまい何も考えられなくなる」「怒っている人を目の前にすると気持ちがキューッと縮こまってしまう」「自分の中をグルグルさまよって出口が見えない」などの状況を変えるために、「視野を広く持つ」「状況を客観視する」ことで相手の「怒り」に巻き込まれない対策を紹介してきました。

あなたにも、かなり「怒り」の本質、怒っている人の実像が見えてきたと思います。しかし、実際の「怒る・怒られる」の現場では、まだまだその場での状況分析やとっさの対応は難しいかもしれません。

怒られている人と同様に、怒っている人も状況の波にのみ込まれ、「怒り」がエスカレートすると状況や自分の姿が見えなくなってしまいます。相手を変えるスキル①の「傾聴・伝え返し」は、相手の言葉が自分に届いていることを伝える技術でしたが、ここでは、相手の「怒っている姿」を「見える化」するスキルをご紹介します。

その方法は簡単です。「怒られるのは怖い」「怒られるのはつらい」「怒られるのは苦手」だということを率直に相手に伝えるだけです。

相手の気付いていない姿を伝える

怒っている人は、多くの場合、「君は自覚していないだろうが、私には分かっているから忠告するんだ」と、あくまでこちらの無理解を前提に「怒り」をぶつけてくることが多いものです。「君は自覚していない」を根拠に、「自覚するまで」「分からせるまで」が相手の目標です。

これはきついですね。

実際には「いえいえ、そうした点は十分に理解しています」と思っても、今、まさに怒られている状況では、とても言い返すことはできません。もし、言い返したなら「怒り」はさらにふくれあがるでしょうし、かと言って冷静に「傾聴・伝え返し」のスキルを使う余裕がない時はどうすればよいのでしょうか。

そういう時は、「怒られていて怖い自分」を相手に素直に伝えます。

例えば「あの、申し訳ないのですが、そんなに怒鳴られると怖くて何も言えなくなってしまうんです」でもよいでしょう。

相手が、あなたのために怒っている、または、仕事上のことだからハッキリ言っている、と思っている場合、「えっ！」と驚いたような反応をするはずです。

あなたを懲らしめたり、やっつけたりする意図がそもそもないからです。または「これって、もしやパワハラなのでは」と自分の言動に対して不安になるかもしれません。「いや、そんなつもりで言ったんじゃないんだ」と、いったん落ち着いてくれたなら、「お叱りや、ご指摘は伺います。ですので、そうやって怒るのはかんべんしてください。何も聞けなくなってしまうのです」と、さらに「怒られていて怖い自分」を伝えてみます。

あなたが「怒られると、萎縮して、考えが止まってしまう」ことをオープンにすることで、相手の姿勢そのものを変え、「怒る」という手段を考え直すことも期待できます。これはＬＩＮＥやメールで怒ってくる人にも有効です。印刷して、そのまま相手に見せてください。印刷したメールの文面を見せながら「これだけご指摘いただいているのですが、どうお返事したらいいのか困ってしまいました」と伝えてみましょう。

相手は「自分の姿」が見えていない

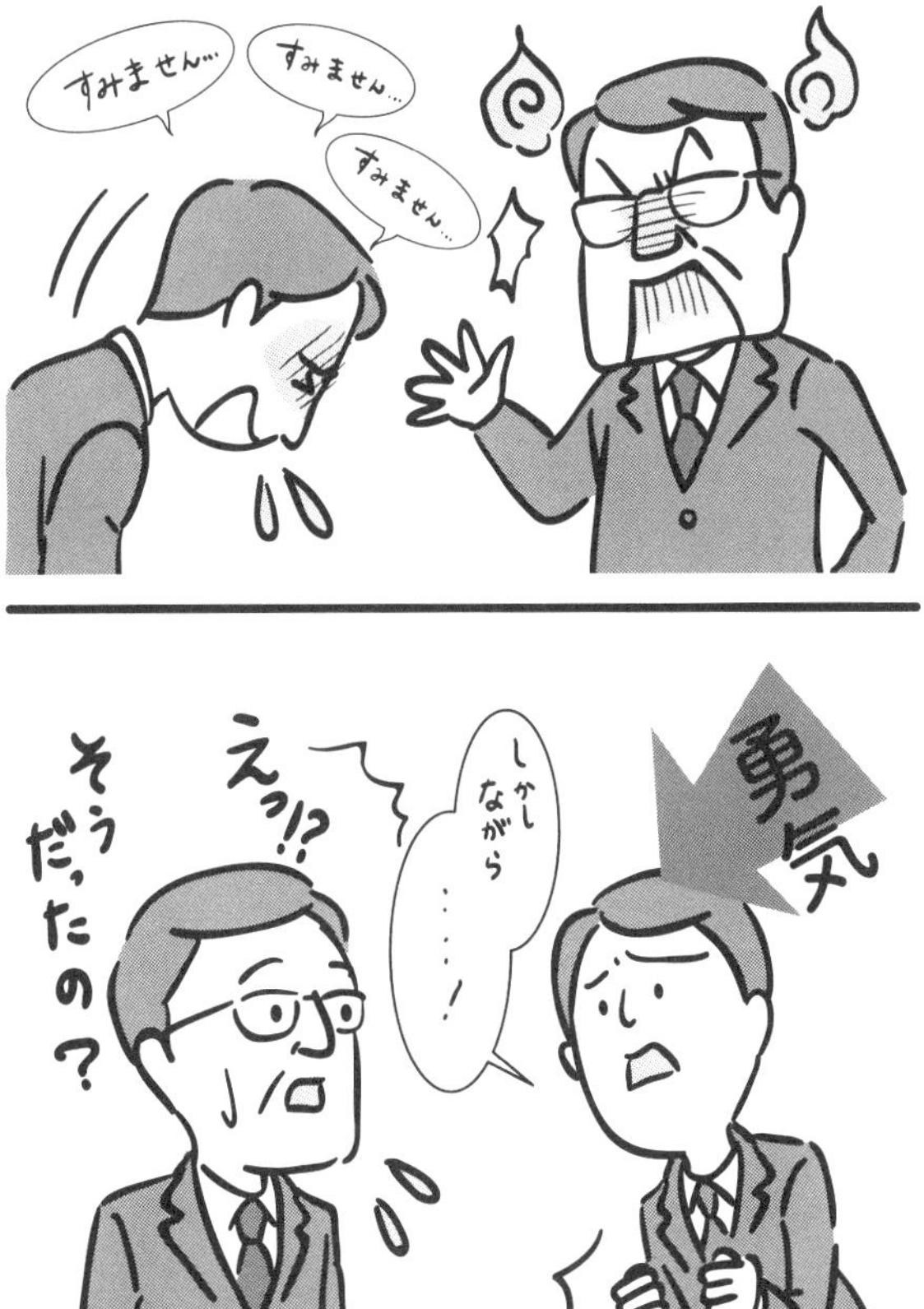
すみません…
すみません…
すみません…
そうだったの？
えっ!?
しかしながら……!
勇気

自分を守るスキル①

話題を変える

「怒り」を着地させ、話題を変える

相手を変えるスキル②「好意の返報性」では、相手の怒っているポイントを、「今、やっと気付きました」としっかりキャッチして相手に投げ返し、「怒り」の流れを変えました。これは対面でのコミュニケーションを進める上で有効です。

しかし、会議の場や商談の場などでは、もう少し事務的な対処も可能です。相手の「怒り」に1回区切りをつけて、話を本題に戻すために「話題を変えて」しまうのです。

ここで「それは逆に言うと、こうも言えますね」といったフレーズは、かえって「怒り」を買うので禁句です。「怒り」は受け流す場合でも、基本は「受け止める」です。次のようなフレーズを使ってみましょう。

「たしかに、おっしゃる通りです。その話に関連しているかもしれないのですが、

A社の担当から興味深い話を聞きました。実は……」

「なるほど。そういえば、今、思い出したのですが、私の取引先にも同様のことを話してくれた方がいました。その人の場合……」

「話の腰を折ってすみません。今のお話に直接関係はしないのですが、いい機会なのでお耳に入れていただきたい案件がございます」


「怒り」を発している時は、何かしら課題解決に向けた意志を伴っているので、多少脇道にそれた話題でも、「何だ、言ってみろ」と許容されるのです。当人が、振り上げた拳の降ろしどころを決めあぐねている場合などはなおさらです。

ひと通り話して、相手の「怒り」のピークも過ぎ去っているなら、クロージングに向かいましょう。こんな感じです。


「ご指摘をいただいたことで、いくつも気付きがありました。ありがとうございました。一度、これを取りまとめて整理するお時間をいただけますでしょうか。また改めてご連絡いたします」

自分を守るスキル②

無関心

「どうしてもイヤ」という相手には

仕事上、関係性を維持しなければいけない取引先や、仕事を学ぶ上で何とかついていきたい相手。パワハラやストーカー的な「言葉の暴力」の被害はなく、一方的な「怒り」を回避できれば人間関係を改善したい相手……。

関係改善が望める、あるいは関係改善をしたい相手には、これまで見てきたようなスキルを生かした積極的な関係改善を行うことを勧めます。

しかし、中には「どうしても、人として尊敬できない」「むしろ反面教師として、ああはなりたくない見本」という人が、職場にいることもあります。そうした事例を次に見てみましょう。

Hさん（20代・男性）は、学生時代から優秀で、そうした人材が集まる企業で働いています。業務内容はハードですが、誰もが自分を奮い立たせ、いくつものハードルを越えて実績を重ねています。Hさんもその一人です。

仕事には、まったく不満はありません。ただ1点、部署の先輩（40代）の存在を除いては……。Hさんは、その先輩に気が滅入っています。

会社は、仕事がハードな半面、成果を出す人の昇進は早いのです。しかし、いったん第一線の現場から外れてしまうと、昇進はまずありません。その一方で、昇進コースから外れた人は、ワークライフバランスが取れた「楽な勤務」ができます。

その「楽」な状況にどっぷり浸かり、Hさんいわく「チャラチャラした言動」の先輩がいるそうです。その先輩は自分はろくに仕事をしないのに、若手に「そんなやり方だから残業が増えるんだよ」「もっと効率よくできないのか」「だめだな」と「指導」して回るのが、Hさんには耐えきれないと言います。

「顔を見るのもイヤだ」「信じられない」と、Hさんの先輩に対する評価は散々です。「あんな人にはなりたくない」という思いも、仕事を頑張る理由の一つだそうです。

ネチネチと指導されるのはHさんだけでなく、対象は職場全体のようです。中には軽く受け流してうまく対応している同僚もいます。しかし、Hさんは、そのチャラチャラした先輩の一挙手一投足が気に障り、気持ちがすり減ると言います。

一番確実な距離の取り方は「無関心」

私はHさんに改めて質問しました。

「あなたは、将来、そういう人間になりたいですか?」

もちろんHさんは「いいえ!」と即答します。「だから、当然なんですよ」と私が言うと、Hさんは「え?」とけげんな顔をしました。私はこう説明しました。

「そんな尊敬もできない、どうしてもイヤな人物と接したら、イライラしたり、不安になったりするのは当たり前です。まして、そんな人に怒られたら気分も悪くなる。それはHさんが健康的な判断力を持っているからです。安心してください」

職場という「聖域」で、正当な理由があっても不満を抱くことは、どこか「自分が間違っているんじゃないか」という迷いが生じて、それも「不安」の一部になります。でも、イヤなものはイヤでよいのです。まず、そこからスタートしましょう。

「Hさん。そうは言っても、そこは職場で相手は先輩です。仕事の指導もパワハラとまで言えないのなら、相手のスタイルの範囲内です。Hさんは、そうした『支配』

の仕組みの中に今はいるんです」

「支配」と聞くとおだやかではありませんが、組織や制度の「仕組み」と考えればいいでしょう。もちろん仕組みを変える努力も必要ですが、今回の場合「支配」の中にたまたま自分の気持ち（価値観）として許せない先輩がいるのです。その状況を、Hさんにはしっかり把握してもらいました。

その上で「ああはなりたくない」のですから、私からのアドバイスは「無視」することです。この「無視」は、態度で示す必要はなく、心の中で相手を「無関心」の対象としてしまえばよいのです。何か言われても適当にあしらって対応すればいいと決め、具体的には、「うなずく」、または「口角を上げて（にこっとして）返事をする」で表面的に応対する。これはちょっと練習すればすぐにできるようになります。

そして、相手はこの心にもない対応に意外に気付かないものです。むしろ「あれ、この人、感じ良くなったな」と錯覚し、イヤな対応を控えることも期待できます。

職場であれば、いずれ人も入れ替わり、「支配」の関係は一時的なもので終わります。あなたの未来にイヤな人はいないのです。ですから、今は「無関心」の壁をつくることで、不満や不安の対象から外してしまいましょう。

自分を守るスキル③

逃げる

街で言い掛かりをつけられたら

本書は、職場や取引先など、「仕事」のシーンの中で出会う他人の「怒り」にどう向き合い、それに巻き込まれず、へこたれずに、あなたの生活が「大丈夫！」となるようにすることを目的としています。

しかし「怒り」は、実社会でも、インターネットの中でもよく見かけるようになってきました。そうした「怒り」には、どう対処すればよいのでしょうか？

私はこんな経験をしました。少し混み合った電車の中で、私の鞄が近くにいた男性に当たったと思い、「すみません」と軽く頭を下げて謝意を伝えました。男性は、私の顔と鞄をチラッと見ただけで何も言いません。私も、その程度のことだと思いました。ところが、しばらくすると、ガツッと足に何かが当たります。見ると、先ほどの男性が自分の荷物をわざと私の足にぶつけているのです。目には、明らかに「怒り」

の火がありました。

私が想像するに、時間経過とともに「物をぶつけられた」「それに見合った謝罪ではなかった」「やはり許せない」という思考があって、その男性の「怒り」が表面化したのでしょう。

さて、私はどうしたと思いますか？　「怒り」対策のプロなのだから、その場で相手の「怒り」を見事に消火したのでしょうか？　いいえ。私は、次の駅で降りました。目的地ではありませんでしたが、その男性から離れることを選んだのです。

その理由を説明する前に、少し異なる例を見てみましょう。

例えば、電車の中で足を投げ出して座っているマナーの悪い人がいた場合、あなたはどうしますか？　注意をしたら逆ギレされるかもしれません。そのリスクを承知で注意をする？　リスクを考えて何も言わないとして、その人物をにらみつける？

もちろん、誰かが危害を受けている、不法な行為が行われているのなら話は別です。自分が直接何かできなくても、駅員に知らせるなど、できることはあります。

「怒り」から逃げることは「負け」ではない

リスクを承知で、注意をする人もいるでしょう。しかし、私は「注意をしない」を選びました。相手の怒りに巻き込まれる必要はありません。「注意をしない」ことを選んだら、「その場を離れる」ことで視界から排除し、自分の中に関係性を残さないことを勧めます。

「自分でもいけないと思った状況を見ながら、その場を離れるなんて、負けを認めるようでイヤだ」と言う方もいるでしょう。しかし、出会い頭の出来事は、そもそも相手との「勝負」ではないのです。あなたがその場を離れても、相手が「勝った」わけでも、あなたが「負けた」わけでもないのです。

むしろ、後悔やイライラを抱えることの方が、「負け」の状況です。

私が降りたことで、相手の男性は「勝った」と思ったかもしれませんが、そもそもそれは私には無関係なことです。相手の理不尽な「怒り」には、距離を置く、無視をする、巻き込まれない。これが基本です。

「逃げる」のも自分を守るスキル

自分でもいけないと思った行為を目にして「逃げる」ことには、「自己中心的すぎる」「それでは社会のマナーが悪くなる」と思うかもしれません。しかし、それはその時に「リスクを承知で行動できる」人が選択すればいいのです。

むしろ、多くの人が、「怒り」や「不安」を引きずらずに平穏な日常を過ごす社会の方が、結果的に「怒り」の芽を減らしていくと私は考えます。

時には「逃げる」も選択していい。それも他人の「怒り」から自分を守るスキルです。

第5章

職場の人間関係を改善する「怒り」のトリセツ

組織は「怒り」に満ちている――3人寄れば6つの「怒り」

組織の中では「怒り」は複雑化する

前章までは、「怒られることに悩んでいる」「他人の『怒り』に巻き込まれている」など、怒られている人向けの対処法・防御術を紹介してきました。しかし、組織や仕事の現場での人間関係は複雑です。個人対個人の「怒る・怒られる」だけではなく、誰かの「怒り」に対して悩みながらも同様に「怒り」を抱えている人、第4章の自分を変えるスキル③「アイ（I）・メッセージ」の例のように、部下から「怒り」をぶつけられている上司と同様の職場もあるでしょう。

誰かの「怒り」が誰かに「不安」を与え、そこから新たな「怒り」が生まれて別の誰かに向かう。組織に3人いれば、次頁の図のように双方向に大小6つの「怒り」が渦巻いている可能性もあるのです。

そうしたモヤモヤした人間関係に悩む、管理者、チームリーダーも多いことでしょう。

3人寄れば6つの怒り

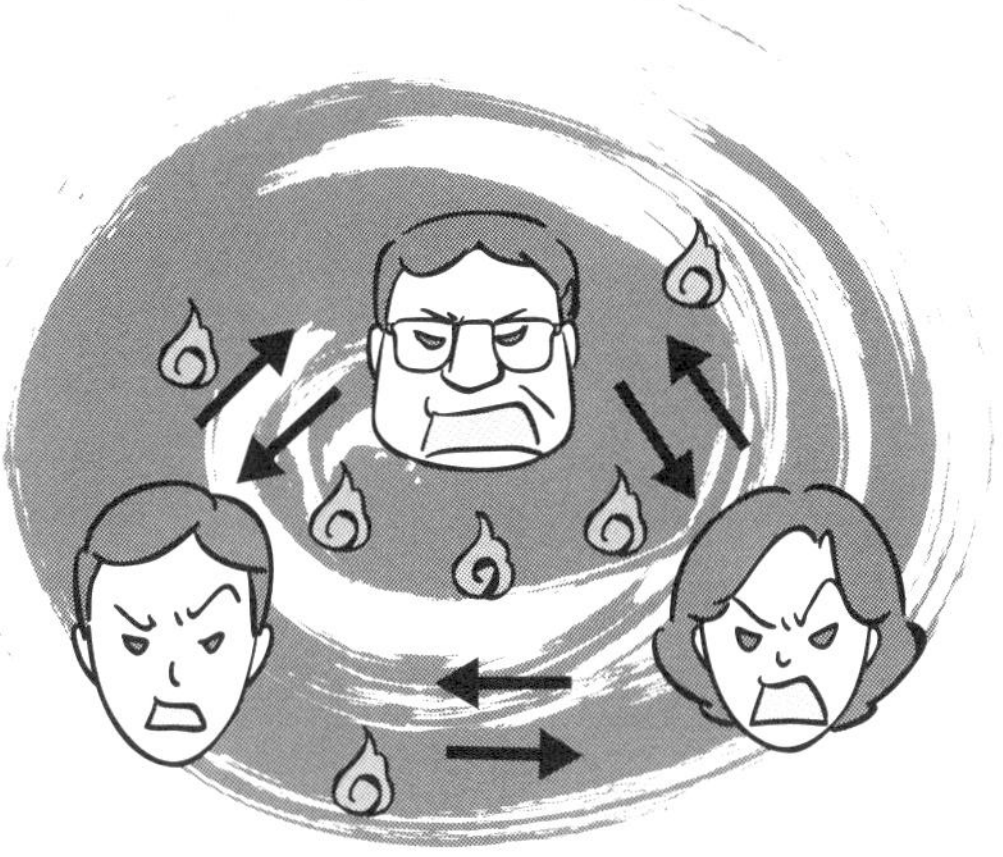

こんな悩みはありませんか？

「新人が、他人と会話しないし、自己中心的でワガママ」「何となく若い者がグチってばかりで職場に閉塞感がある」「もう少しソフトな相互理解ができないものか」「もっとオープンに意見を交換し合って、協調性を高めたい」「むしろ、良い意味でのぶつかり合いなら歓迎なのだが」……。

社内の人間関係を「怒る・怒られる」ではなく改善したい。そんな立場から組織の「怒り」の取り扱いを業務改善として実践できるスキルを見ていきましょう。

自分と相手の違いを知る——「エゴグラム」の活用

「エゴグラム」を使って自分を知る

他人の「怒り」に対処・防御するスキルは、自分をもっと知ることで上手に使えるようになります。しかし、人間関係は一方通行ではなく、相互に強弱の影響や反発がありますます。その多様な関係性の中で、変わらずにある「自我」が「あなたらしさ」です。「自分」を知るというのは、この「自我」を確認することなのです。

自我を知る心理学の手法に「交流分析」というものがあり、そこから生まれた自我の状態を知る手法の1つが「エゴグラム」です。自我には大きく3つの状態があり、それをさらに5つに細分化し、個々の人がどの状態の自我をどの程度周囲に出しているのかを数値で表し、その強弱をグラフ化するのが「エゴグラム」です。

「エゴグラム」で調べる自我は、次頁の図にある5つの「私」です。

「エゴグラム」で分かる5つの自我(私)

CP（厳しい私・支配性）	批判的・既成の価値観や秩序を大切にする CP:Critical Parent　批判的な親
NP（優しい私・寛容性）	過保護、世話や面倒見がいい NP:Nurturing Parent　養育的な親
A（大人の私・論理性）	経験や体験をもとに分析や比較する A:Adult　大人
FC（自由な私・奔放性）	反発する。好きなように行動する FC:Free Child　自由な子ども
AC（従順な私・順応性）	既成に従う AC:Adapted Child　順応的な子ども

エゴグラムは、ジョン・M・デュセイが考案した性格診断法です。

人の心を5つに分類し、その5つの自我状態が放出する心的エネルギーをグラフに高さで示します。

「エゴグラム」で対人関係を改善する

次頁の15の質問は、私がセミナーやカウンセリングで使っている「宮本流エゴグラム」です。質問に対し、自分の対応を4段階の数値で答えます。その数値を、5つの自我ごとに合計した数を出し、グラフの上に記録します。

すると「CP（厳しい私）」の値が大きく、「AC（従順な私）」が小さい人の場合、他人に強く怒る傾向にあったり、その逆の場合は、他人の「怒り」に巻き込まれやすかったり、その人と、さらには相手との関係性が、どのようにそれぞれの自我に影響されているかが見えてきます。

あなた自身のエゴグラムを作ってみてください。質問に対して深く考えないのがコツです。

関係が悪くなった理由を「エゴグラム」で知る

Ｉさん（女性・50代）は、勤務歴も長いベテラン。上司の本部長はワンマンなタイ

エゴグラム質問表

1から15の質問に対し、「はい」「いいえ」を直感的に判断し、以下の規準で点数をつけて「点数」欄に記入してください。

「自我」ごとの合計点数をエゴグラム上の点に記入し、線で結んでください。

はい	とても当てはまる	3点
	当てはまる	2点
	やや当てはまる	1点
いいえ		0点

	質問	点数	合計	タイプ
1	「～するべき」と言うことが多い			CP
2	他人の良いところより、問題点やミスの方が気が付きやすい			
3	ルールや約束はしっかり守る			
4	人を褒めること・励ますことが多い			NP
5	人の話をよく聴く			
6	感動しやすい			
7	客観的に判断することが多い			A
8	感情に流されず常に冷静である			
9	計画を立てることが好き			
10	自分の好きなことをやっている			FC
11	よくしゃべる			
12	明るい性格とよく言われる			
13	断りたくても断れないことが多い			AC
14	決断することが苦手である			
15	他人にどう思われているのか気になる			

エゴグラム

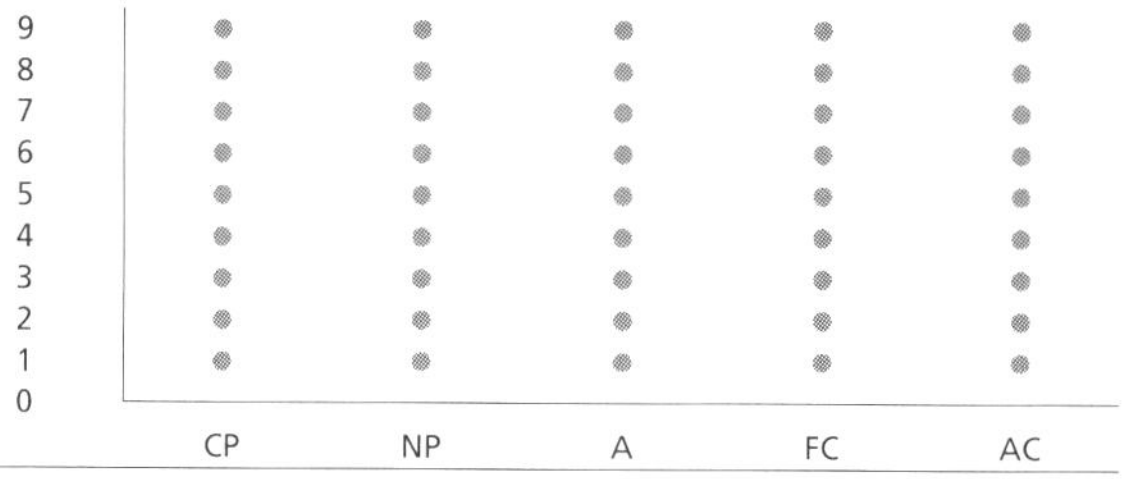

エゴグラムのパターン（例）

自己中心型

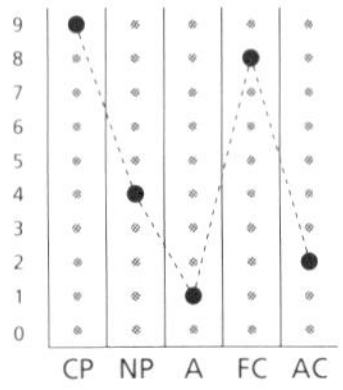

ボランティア型

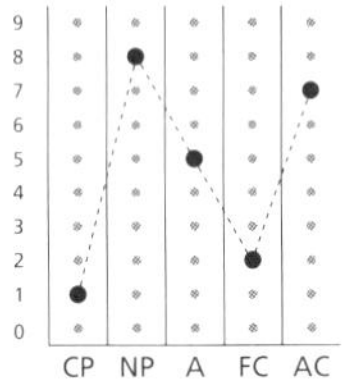

自己中心型（自分規準で行動）
「わがまま」な傾向。何でも自分の価値観のまま自由に発言や行動をしてしまいがち。はっきりモノが言えるよい面もある。

ボランティア型（他人規準で行動）
「怒られやすい」傾向。相手のことを考えたり、空気を読み、ストレスがたまりがち。はっきりモノを言えない。人にやさしい良い面もある。

均等型

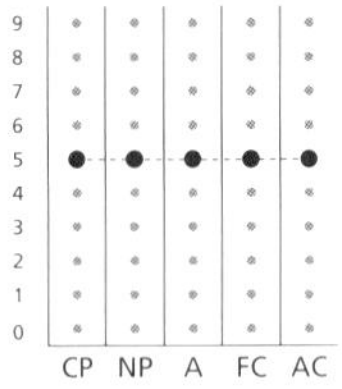

想い先行型

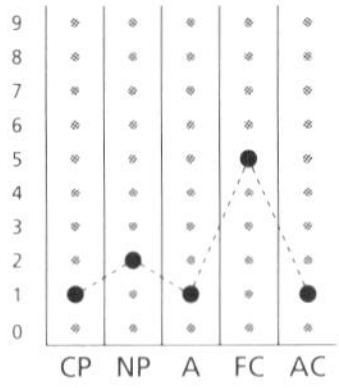

自他否定型

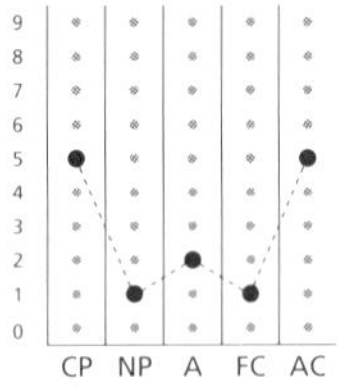

均等型
自分のことが分かっていない可能性がある。特徴がないため、個性を出してほしいと思う人からは怒られやすい。

想い先行型
想いを主張することができるため、一生懸命であることが周りには伝わる。しかし冷静さや客観性を重んじる人からは怒られやすい。明るく場の雰囲気を盛り上げる良い面もある。

自他否定型
周りの評価に敏感で、ストレスをためがち。納得できないことに我慢をしがちだが、そうした様子が表情などに出ることもある。

プでしたが、Iさんのことは、苦楽を共にしてきた部下として認め、双方とも信頼関係で結ばれていました。

Iさんは、あるプロジェクトチームのリーダーを任されていました。たまたま、Iさんが休暇だった日に、プロジェクトのクライアントから大きなクレームが入りました。それ自体は、チームのスタッフを他のチームの責任者がサポートし、事なきを得たそうです。

翌日、Iさんが出社すると、部長がやってきて「大変だったんだよ。クライアントには、あなたからも謝りを入れておいてくれるかな。本部長にもそれを報告して」と耳打ちしてくれました。部長からすれば、本部長の気質を知り抜いた上でのアドバイスだったのでしょう。

Iさんはあくまで、「報告は正確、明確に」という本部長の方針も心得ていたので、外出中の部下から経緯と事実関係をまず確かめようと考えました。「事実関係も分からず、リーダーの私が一方的に謝罪したら、こちらにすべて非があることになってしまいます」とIさんは考えたのです。

そこで、その判断を本部長にメールで現状報告したそうです。すると、本部長からは、「怒り」のメールが返信されてきました。メールには「あなたがいなかったせいでどれだけ周りに迷惑をかけたと思うんだ」「ことの重大さが分かっているのか」「そんな判断は、上に立つ者として不十分だ」「二度と、自分の恥をさらすような報告を私にするな」と全否定の内容です。

以降、Iさんと本部長は、さまざまな事がかみ合わなくなりました。Iさんは、「先生、おかしいと思いませんか」と相談にやってきたのです。Iさんの第一印象は、あまり感情を表に出さない人だなというものでした。

「エゴグラム」で自分を知る、自分を変える

私は、Iさんに「エゴグラム」の質問に答えてもらいました。その結果が次頁の図です。

特徴的なのは「CP（厳しい私）」の数値が高いことです。話の感じから、本部長も「CP（厳しい私）」の数値が高いと予想されます。そのため、互いの価値観がぶつかり合い、否定し合い、「怒り」の連鎖が起きていると考えられます。

しかし、私には1点、気になることがありました。そんな2人が、長い間、信頼関

Iさんのエゴグラム

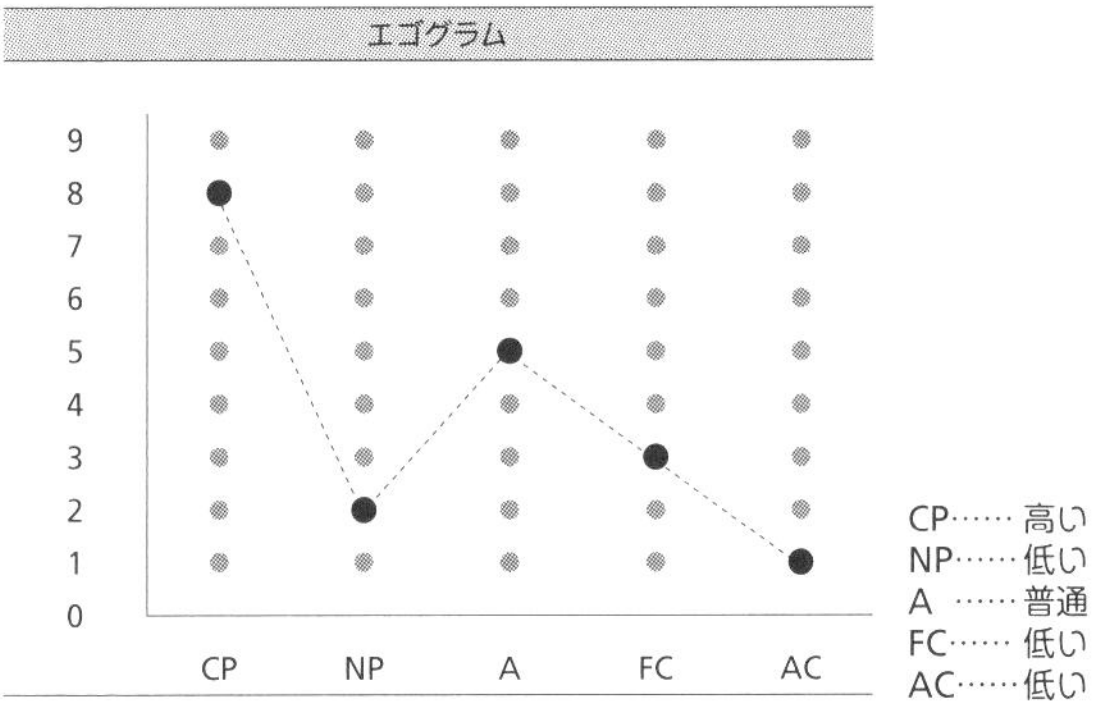

係を築き、かみ合わなくなったのは最近のことだという点です。そこでIさんに、仕事や職場をどう考え、どうしたいかを聞きました。

すると、Iさん自身は、50歳までは、何を言われても感情を押し殺し、能面のような面持ちで我慢して仕事をしてきたそうです。

しかし、定年までの時間が見えた頃から、部下のためにも、自分の仕事への満足感のためにも、もっとしっかり主張しなければダメだと奮い立ったそうです。どうやら、その時に、Iさんの自我は、「CP（厳しい私）」へと傾いていったのでしょう。

では、それ以前のIさんの自我はどうだったのか？　私は、仕事以外のプライベートの過ごし方をたずねました。すると、休日はボランティア活動を続けていて、他者にとても優しい一面を持つ人だということも分かりました。確かに、部下思いのところもそこからきているのでしょう。

そこで「NP（優しい私）」の数値を意識的に上げることを、Iさんに提案しました。「エゴグラム」の「NP（優しい私）」に対応する「相手の話に共感する」「相手の失敗を許す」などです。「エゴグラム」は、現状を知るだけではなく、弱い面を上げたり、強い面を抑えたりする目安にも使えるのです。

提案を意識してからのIさんは、もともとプライベートではボランティア活動などで、「世のため人のため」を実践してきた人なので、職場でもみるみる変化が現れました。相談時の表情も明るくなりました。

本部長とも、やり取りがかみ合わない、いきなりメールで「怒り」が飛んでくることもなくなり、新たな信頼関係も生まれているそうです。

チームの優先順位を「見える化」する

互いの価値観の違いを知る

互いの異なる価値観を確かめないままでいると、くい違いや不安が生じ、そこからの不満やイライラ、さらには「怒り」に発展してしまいます。そうなると、信頼関係は崩れ、組織としての力は発揮できません。

多くの場合、「信頼できない」「話が合わない」「反りが合わない」など、何となくいがみ合っている原因は、価値観の違いによるものです。本書でも何度も見てきたように、他人の価値観を変えることはできません。では、どうすればよいのでしょうか？

私の提案は優先順位の「見える化」です。４人のチームを例にその方法を説明してみましょう。

次頁の図のような用紙を用意します。ホワイトボードに書いてもよいでしょう。

左枠に「仕事をする上でいちばん大切にしている価値観」を書きます。それはそうだと誰もが思うような一般的な言葉でかまいません。「時間を守る」「元気に前向きに

チームの優先順位を「見える化」

	Aさん	Bさん	Cさん	Dさん	合計
会議の時間を守る	5	1	1	1	8
元気に前向きに仕事に取り組む	2	5	5	4	16
クライアントの指示に従う	3	4	2	2	11
クレームは当日中に報告	1	3	3	3	10
私語は慎む	4	2	4	5	15

仕事に取り組む」「クライアントの指示に従う」などでよいでしょう。

上の枠には、4人の名前を入れます。そして、各自が感じる「価値観」の優先順位を1から5の数字で書いていきます。そして最後に、各「価値観」の横軸の合計数を書きます。数が少ないほど、全体での優先順位が高くなります。

当然、ある人は1位で、ある人は5位の場合もあります。しかし、合計数を出すとチーム全体での優先順位は高くなります。その場合、1位をつけた人は納得ですが、5位をつけた人からすれば「えっ、どうして⁉」という発見になります。

これが「価値観の見える化」です。

「違う」を知るだけで、たいしたことではなくなる

人は自分の価値観を世の中の常識と思ってしまいがちだということを、これまでに見てきました。それを根拠に、「怒り」を相手にぶつけてしまうのです。ぶつけないまでも、「信頼できない」「話が合わない」「反りが合わない」ことにイライラや不満を募らせてしまい、組織がまとまらない一因となります。

「価値観の見える化」を行うことで、簡単に「優先順位」の違いを互いに把握することができます。自らの信念や意見をぶつけ合わなくてもよくなり、「なんだ、優先順位が違うのか」と納得もしやすい方法です。

実際に相談を受けた事例では、会議をやれば互いに「違う」「そうじゃない」「俺の話を聞け」と紛糾し、実務でもスタンドプレーや、その批判でまとまらないチームに、この「価値観の見える化」をやってもらいました。

表を埋め、順位を書いた時点で、参加者の1人が「分かりました。もういいです」

と言ったのです。その理由はこうでした。

「これまでは、どうにかまとめていこう、誤解を解こう、1つになろうと議論を重ねてきました。しかし、こんなに基本的なところで価値観が違うのなら、それを前提に考えるしかありません……。これまでいかに無駄な議論を重ねてきたのかがよく分かりました。もう大丈夫です」

つらい職場と大丈夫な職場は背中合わせ

「もう大丈夫」――。カウンセリングを重ねて、相談者にそう伝える時や、相談者自身からそう言われた時は、私もホッとします。みなさん、見違えるほど表情が変わり、前向きな気持ちが伝わってきます。

しかし、相談前と終了時において、その人の人生が劇的に変化しているわけではありません。いつもと変わらない日常に向かうことが、「不安」「つらい」「悲しい」とは無縁になったから「もう大丈夫」と言えるようになったのです。

今、どうしようもなく「つらい」と思っている人も、そこから「大丈夫」までは遠くはないのです。安心してください。

第6章

もう、あの人の怒りにへこたれない今日からできる体質改善

自分に合った体質改善

自分の体質のタイプを知る

本書も最終章に入りました。これまで確認してきた通り、周りの人の「怒り」は自分とは無関係です。自分がするべきことは、自分の日常を取り戻すこと。あなた自身が心からそう思える視野の広がりが持てれば、客観的に自分と向き合うことができるのです。

ここで、あなたはなぜ「怒り」に困っているのか、もしかすると「怒られやすい」性質を持っているのかどうかを診断してみましょう。

自分と向き合うのは、なぜ「怒られやすい」のかを知り、体力や免疫をつける体質改善と同じように、他人の「怒り」にへこたれない、跳ね返せる自分を目指す一歩を歩き出すためです。「つらい」「悲しい」などの気持ちでいっぱいの時には、自分と向き合うのは難しいものです。しかし、本書をここまで読み進めてきたあなたは、その一歩を踏み出す準備が整っています。

「怒られやすい」タイプ診断

① 先のことを考えたくないのについ考えてしまう

② 心配なことが浮かぶと、全ての対策を考えないと気が済まない

③ 自分から挨拶したのに、相手から返事がないと、嫌われていると思ってしまう

④ 一度叱られると、数日間は気持ちが落ち着かない

⑤ 良いことだと思って言ったはずなのに、怒られることがある

⑥ 気が付くと一人の時が多い(自分の意思ではなく)

⑦ 何でも自分のせいだと思いがちである

⑧「そんなに謝る必要ないのに」と言われることがよくある

上図の「タイプ診断」の1から8の項目で、自分に当てはまるものにマルをつけてください。それによって次のような4つの「怒られやすいタイプ」が分かります。各タイプの項目に2つマルがついたなら強くそのタイプに当てはまります。また各タイプの項目に1つだけマルがついたなら「ややそのタイプ」です。

「①と②」……「不安タイプ」です。

まだ始まっていない事やずっと先の事まで不安になり、相手に「これは？」「この場合は？」と常に先を確認しないと不安になります。これは、

行き過ぎると、自分の仕事ばかりか、相手の仕事も進まなくなり、相手の「怒り」のスイッチを押してしまいがちです。

「③と④」……「思い込みタイプ」です。

偶然の出来事や、相手の意図していない場合でも、自分は「怒られている」と思い込み、自分の中へと気持ちが沈み込んでしまいます。そのため消極的になり、周りの人から、「もっとハッキリと言って」「分かっているのか」と怒られることが増えます。

「⑤と⑥」……「空気が読めないタイプ」です。

ある意味、マイペースなタイプなのですが、周りからは「気が利かない」「配慮が足りない」と思われ、さらには相手の承認欲求を満たせないため、悪い刺激を与えてしまうこともあります。また、相手の「怒り」の発火点や延焼を見逃して、出会い頭に「怒り」の大爆発に巻き込まれる危険性があります。

「⑦と⑧」……「過剰な自責タイプ」です。

怒られているのはすべて「自分のせいだ」と思い込み、何もできなくなってしまいがちです。やがて周囲からは消極的な人だと思われて、本当に怒られる事態にもなります。

脱「怒られやすい人」①

ラッキーを取りにいく

ラッキーを自ら取りにいく

次に、こうした怒られやすい体質を改善する方法を紹介していきましょう。

心理学者のリチャード・ワインズマンは、「アンラッキー」な人と「ラッキー」な人との違いを分析しました。そして「アンラッキー」な人が、常に緊張や心配をし、細かい事にこだわるなどの特徴があると述べています。

これらは先に診断した「怒られやすいタイプ」に重なる部分がありますね。ワインズマンは、そうしたことが、もっと大事な「好機（チャンス）」を見逃す傾向を生むと分析したのです。

一方、「ラッキー」な人には、状況に対し、柔軟でオープンな見方ができるので、「好機（チャンス）」を捉えやすいとしています。素敵な偶然に出会う、予想外の発見をする、幸運に出会うのは、「ラッキー」な人の体質そのものなのです。

前項の「怒られやすい」タイプ診断で、マルがついた項目があれば、それとは真逆のことを意識して実行してみましょう。

視野を広く持ち、周囲の出来事を悪い方に考えず、前向きに捉える。そうした積み重ねが、ラッキーを自ら取りにいく体質改善につながるのです。

私がセミナーやカウンセリングでアドバイスしている、すぐにできる体質改善の方法をいくつか紹介します。

ストレス対処法

怒る人の「怒り」も、怒られる人の「不安」も、その第1次感情の源にはストレスが関係しています。本書の「はじめに」でも紹介したように、仕事上の人間関係で「ストレスを感じる」と約4割の人が感じる現在、ストレスを感じたらその軽減・解消に努めることが、他人の「怒り」にへこたれない体質改善につながります。

ストレスを軽減するリラクセーションの技法には次のようなものがあります。この中から、無理なくできるもの、自分に合ったものを実践してみてください。

意識的な気分転換……体を動かすことで「他人との関わりとは別の時間」「自分の行動に集中する時間」がつくれます。リズム運動、ウオーキング、ストレッチなどは、短時間でも長時間でも効果的です。「笑う」という行為も体を使うので、同様の効果が期待できます。運動が好きではない場合は、好きなお笑い芸人をテレビやネットなどで見るのもいいでしょう。

考えの幅を広げる……前提として現状の考えの狭さを確認する必要があります。これは第3章の「メンタルタフネスを身に付ける3ステップ」を参考にして、自分の「認知のクセ」を確認してみましょう。

緊張とリラックス……ストレスや不安の渦中にあると、無意識に自分の体が緊張します。緊張していると、体に必要以上の力が入り、心も落ち着きません。次頁の図のような「筋弛緩法」のストレッチを行うことで心身ともにリラックスします。また、呼吸によって、気持ちと体の状態を一致させることでも心身がリラックスします。

自己開示……相手に自分の話を聴いてもらうことは、誤解を減らし、怒られることの回避にもなり、自分自身の気持ちが楽になる効果もあります。相手に「話を聴いてもらう」ことで、それまでの心理的な不安やストレスが「解決した」「楽になった」

筋弛緩法のストレッチ

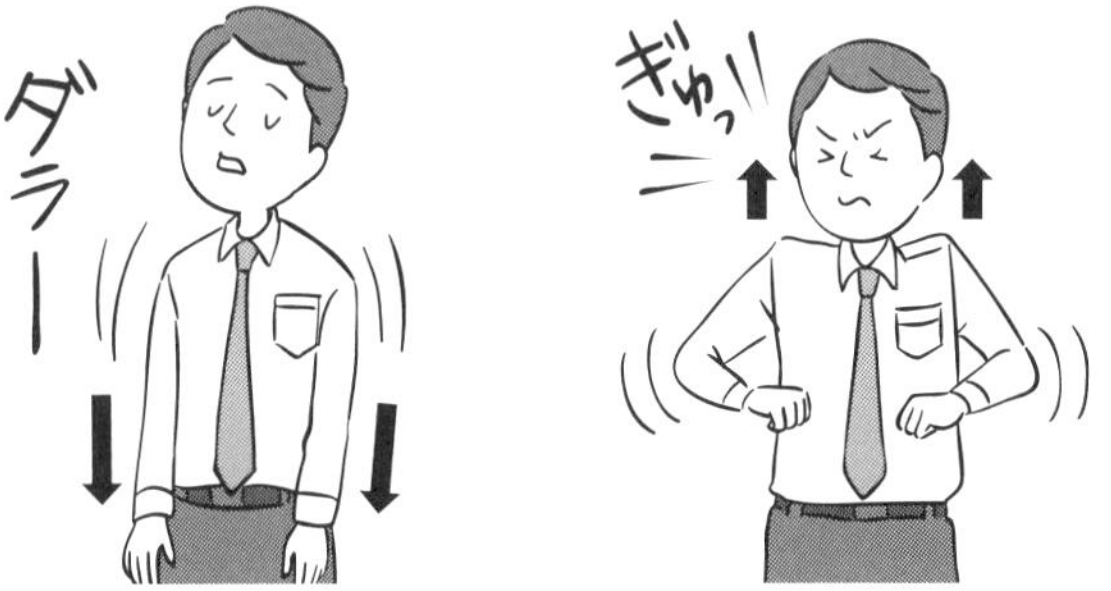

と92%の人が答えています（厚生労働省「労働者安全衛生調査」平成29年）。特に怒っている相手に対し、どのように自己開示するのが効果的かは、次項で紹介する「ジョハリの窓」（188頁）を参考にしてください。

ルーティンを決める……何かをする時に「これをやると落ち着く」というものを決めておきます。その決めたこと自体には何も根拠はなくても、常に「まずそれをやる」ということに意識を集中すれば、「大丈夫かな」「どうしよう」「また失敗しないかな」というネガティブな「不安」にとらわれずに済みます。例えば、オリンピックで2大会連続で金メダルを取った羽生結弦選手もリンクの上で演技を開始する直前にいつも同じ動きをしています。それもルーティンと言えますね。

手軽な方法としては、お気に入りの色の物を身に着けるというのがよいでしょう。勝負のタイミングでしめるネクタイを決めておく、自分に気合いを入れる言葉を持つなど、自分に合ったルーティンを考えてみましょう。私もやっています。

ストレス耐性強化法

何となく体調が良い。それだけでも気分が晴れ晴れし、いつもなら負荷を感じる出来事にも、さっと対応できた。そうした好調を経験したことはありませんか？　体調維持により、ストレスに強い体質を整えることが期待できるのです。次のような生活習慣を心掛けるとよいでしょう。

太陽光を浴びる……脳内神経伝達物質のセロトニンを活性化し、体内時計のリセットなどが行われます。

睡眠の質を上げる……睡眠時間は7時間前後をしっかりと取るのが理想です。しかし忙しい毎日、時間の確保が難しいことや、「寝よう」と意識し過ぎると逆に不眠になることもあるでしょう。限られた睡眠時間の質を高めるために、就寝前に次のような点を心掛けるとよいでしょう。いずれも就寝前の神経の緊張を休めさせ、睡眠の質を高めます。

・室内の灯りを昼光色や昼白色の明るいものから、電球色の柔らかなものに替える。
・就寝直前のテレビやパソコンの視聴、スマホの使用は避ける。どうしても見る場合は、ブルーライトを遮断する眼鏡をかけるなど工夫をしましょう。
・寝る前3時間以内（遅くとも1時間以内）は、カフェインやアルコールを摂取しない。

栄養をしっかり取る……食事で取る栄養を考え、栄養素が不足しないよう注意が必要です。また、脳の重さは体重の約2％ですが、エネルギー消費量は約20％です。朝食をしっかり食べることが、午前中の仕事でのストレス耐性を高めます。サプリメントなどに頼らず、食材に含まれる栄養を食事を通じて体内に取り入れることを心掛けましょう。

・たんぱく質は免疫力を高めます（例、卵・牛乳・大豆・鶏むね肉）。

・ビタミンB1はイライラの軽減につながります（例、豚肉、そば）。
・ビタミンCはストレスで増える活性酸素の除去に必要です（例、キウイ、ブロッコリー）。

モチベーションアップ法

「気の持ちよう」だけでもストレスは軽減できます。自分で取り組むことができる2つのスキルを紹介します。

リフレーミング……「リフレーミング」とは、ものごとの見方や考え方の枠組み（フレーム）を見直すことです。自己評価や他人への評価の視点を変えて、いつもと違う「フレーム」で見ると、ネガティブな要素をポジティブな資源（強みや今後に生かせること）として考えることができます。

・「初めてやったけど、やっぱりうまくいかなかった。やるんじゃなかった」
↓「チャレンジしたことはよかった。次も積極的にチャレンジするぞ」
・「人前ではなかなか話せないし、意見も言えない」

↓「しっかり相手の言うことに耳を傾けていることを伝えよう。同意することも意見の一つだ」

・「人に合わせてばかりで『自主性がない』と言われた」

↓「協調性と我慢強さはチームをまとめる上で役に立っている」

グッド・ポイント……「リフレーミング」で発見した自分（もしくは相手）の良い点を記録していきましょう。そこで「強み」も見えてきます。

「気の持ちよう」は、「気分を紛らわす」だけでも、緊張や不安にとらわれることを防ぎます。心に余裕ができれば、モチベーションをアップさせ、前向きになる気持ちも出てくるでしょう。

しかし、「気分を紛らわす」ために酒やギャンブル、たばこなどに頼ることは、依存性が高く、体にも影響するので、ストレス対策として用いるのはやめましょう。

脱「怒られやすい人」②

「ジョハリの窓」で警戒を解く

「嫉妬」の奥底にあるやっかいな警戒心

自分の仕事に対して「怒り」を向けてくるのであれば、まだ「なぜだろう」と考える余地はありますが、まったく思い当たることもなく、他人の「怒り」を買う場合もあります。

例えばSNSに旅先やランチの写真をアップした時に、自分では、その時の楽しい気持ちを日記に書き留める程度の気持ちでも、それを閲覧した人に、「何これ、自慢？」「プライベートに余裕がない私への嫌み？」と思われてしまうこともあります。そして、直接ではなくても、職場で何となく嫌われたり、批判されたりするように……。

こうした、自分は思い当たる節がない嫉妬や「怒り」は、あなたに対する、相手の警戒心から生まれてきます。表面上は、問題なく接していても、あなたが認識している自分と、相手が「こういう人だ」と思っている自分とでは、見え方が異なっているのです。相手の「こういう人だ」と自画像との差を小さくすることが、相手の警戒心を和らげる効果を発揮します。

他人への警戒心は、「自分は相手より劣っている」「相手から低く評価されている」などの「不安」を生み、やがてそこから「怒り」が育ちます。こうした警戒心は、競争社会にあっては男性の方が強いという説もあります。その警戒心がある種の嫉妬心となって、相手に批判的になり、その人の仕事の失敗を喜ぶなど、「怒り」を直接ぶつけるより、心にダメージを与える態度として表れることもあります。

第4章のスキルでも触れたように、やり過ごす、無視するのも手です。しかし、同じ職場の同僚ともう少し関係を改善したい、誤解があれば解いていきたいという場合は、「ジョハリの窓」の活用が有効です。

あなたの姿は4つの窓で見える

「ジョハリ」とはジョセフさんとハリーさんという、この法則を開発した心理学者の名前からとられました。2人の人がいたら、互いの認識はこんなに違う、ということを、それぞれが見る「4つの窓」で説明した心理学の法則の1つです。

次頁の図が「ジョハリの窓」です。あなたの姿について自分と相手が「知っているか」「気付いているか」を図にしたものです。

A 開放の窓
自分が知っている姿と相手が知っている姿が一致しています。誤解のない状況です。

B 秘密の窓
相手に気付かれていない自分の内面です。

C 盲点の窓
他人は知っているが、自分で気付いていない、思い当たる節のない自分の姿です。

D 未知の窓
自分も他人も気付いていない姿です。

この中の「A 開放の窓」を広げていくことで、他の3つの自画像の割合を小さくすれば、自分と他人の認識の差がなくなり、誤解や警戒心を減らす効果が期待できるのです。

ジョハリの窓

	自分は知っている	自分は気付いていない
他人は知っている	**「開放の窓」** 自分も他人も知っている自己 **A**	**「盲点の窓」** 自分は気付いていないが、他人は知っている自己 **C**
他人は気付いていない	**「秘密の窓」** 自分は知っているが、他人は気付いていない自己 **B**	**「未知の窓」** 誰からもまだ知られていない自己 **D**

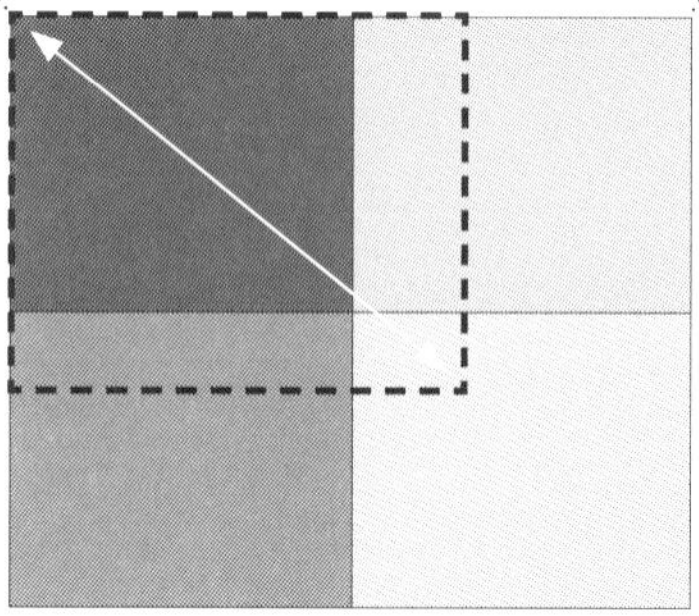

自分も相手も知っている自分を広げる

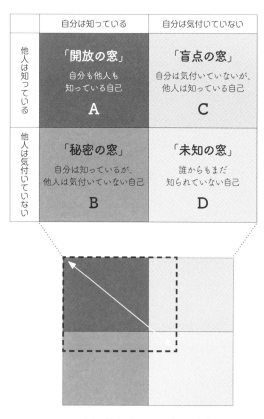

自己開示が「開放の窓」を広げる

では、「開放の窓」を広げるには、どうすればよいのでしょうか？

特定の相手の警戒心を解くには、相手の興味関心を引く「フック」があればよいのです。フックとして、効果的なものは、直接、自分のプライバシーの中で、当たり障りのない話題を出すことです。これは何も特別なことでなくていいのです。趣味のことでもいいし、家族やペットのことでもかまいません。


「僕は釣りが趣味なんですよ。先輩は釣りはされますか？」

「釣りの経験はないけど、たまに水族館に行くよ」

「へえ。僕がよく行く海岸に、深海魚を集めた水族館があるんですよ」

「ああ、そこ、前から行ってみたかった所だ」


この会話の続きとして、「では、今度、一緒に水族館に行きましょう」と踏み込む必要はありません。会話は手短に終わってかまわないのです。

「えー、そんなことあるの？　面白そうだね」とか、「自分はそれ苦手だなあ」といった、相手も自己開示をしながらフィードバックを返してくれれば上出来です。それを繰り返していると、だんだん相手の警戒心が薄れていきます。人は接触回数が多いほど親しみを感じます。これを「ザイアンスの法則」と言います。ちょっとした自己開示で相手との距離が縮まります。

また、あなたが知らない相手の情報も得られれば、互いの「ジョハリの窓」の「開放の窓」が広がり、双方が歩み寄れるようになります。極めて有意義な関係改善が図れるでしょう。

注意したいのは、あまり自己開示をし過ぎて、相手に「引かれて」しまわないようにすることです。

「あ。今、引かれてるな」と思ったら、「ああ。すみません。こういう話を他人に聞いてもらえる機会が少ないので、ちょっとはしゃぎすぎました。引いちゃいますよね？」と、区切りを入れましょう。必要以上に踏み込まない、押しつけない距離感も、相手の警戒心を減らすコツです。

脱「怒られやすい人」③

体質改善メニューを作る

セルフケア強化法

他人の「怒り」に対する対処・防御のさまざまなスキルを見てきました。何か、自分でもできそうだ、やってみたいと思えたものはあったでしょうか？

最後に紹介したいのが「セルフケア強化法」のマイリストの作成です。他人の「怒り」による「不安」は、自分に理由がないために、あなたの心を弱らせます。どんなに心身が健康な人でも、理解できない圧力を受け続ければ少しずつ弱まっていくものです。

その予防スキルとなるのが「セルフケア強化法」です。マイリストの作成の仕方とその効果を説明します。

小さなきっかけをたくさん持つ

悩んでいる時、不安な時、悲しい・つらい時は、迷宮の中をさまよい、そこから出られないと思いがちです。相手の「怒り」は理不尽なもので、自分とは無関係だと頭で分かっていても、気持ちを切り替える方法や、目線や意識をアップさせるきっかけはなかなか思いつかないものです。

そこで、次頁の「セルフケア強化法」のマイリストに、こんなことをしたら気分が良くなる、気が晴れる、楽しい気持ちになる、モチベーションがアップする、と思えることをたくさん書き出します。

これはたくさんあった方がよいので、できれば100個を目指してください。

セミナーで参加者にそう言うと、心身ともに健康な人でもなかなか100個は書けません。むしろ、元気な人ほど数個しか書けないのが普通です。

たくさんの項目を書けない人は、「大きなこと」を書こうとしがちです。例えば、「海外旅行に行く」という気持ちはあっても、休暇が取れない、旅行費がかかるなど、実現へのハードルは高いものです。「フットサルを始める」と書くことはできますが、実際は、チームを探したり、コンスタントに通ったりするのは難しく、そもそも1人

「セルフケア強化法」のマイリストを作成しよう

〈手順〉

1. 自分が普段行っているセルフケア強化法を表のⅡに記入してください。
2. Ⅱが3分野「①ストレスが発生した時の対処法 ②ストレスを感じづらい体質づくりのための方法 ③モチベーションUP法」のどれに当たるかⅠに①～③の数字で記入してください。
3. その後、Ⅱを実施した際の効果予想をⅢに10段階で記入してください。
4. 日々実践してください。実践後、Ⅳを10段階で記入してください。
※リストが完成したら、現場でモチベーションを上げたい時などに使ってください。

Ⅰ　3分野（①～③）	Ⅱ　具体的方法	Ⅲ　効果予想（10段階）	Ⅳ　効果結果（10段階）
①	一人カラオケ	5	8

※株式会社メンタル・リンクのHPからダウンロードできます。

ではできないものです。そうではなくて、いつでもできて、1人で自己完結できて、結果、何の効果がなくても苦にならないものでいいのです。次のような「できる」項目を挙げていってください。


「ひとりカラオケに行く」

「ひとつ前の駅から歩く」

「ピアスの色を変えてみる」

「美術館に行く」

「カフェに行く」

「好きな曲を聞く」

「絵を描いてみる」……。


項目を挙げたら、次に、その1つひとつに、実行した時の「効果」を予想して、10段階の点数で記入してください。そして、実行したら、実際に気分の良さはどれくらいだったのかを10段階の点数で記録します。

そうすると、「こんなささいなことでも気分が変わるな」「こういうジャンルも自分には合っている」「昔は好きだったけど、今はそうでもないな。成長したのかな」など、自分のいろいろな面に気付き、興味も広がり、行動力がアップします。効果を点数化すると、毎日のちょっとしたことが、より楽しめます。また、点数化しておくことで、ちょっとした気分転換の時や辛い気分の時など、その時の状態に合わせて、戦略的に使い分けることもできます。

小さなきっかけをたくさん持つことで、何かに対して弱った自分、不安を感じていた自分に対し、「今日はちょっとあの方法で気分転換してみるか」と言えるようになります。イヤな人がいても、怖い相手がいても、あなたの人生、あなたの時間は、あなた自身のものです。「日常生活」は、あなたのためにあるのです。

あの人の「怒り」を起点に「どうしよう」と悩むのはやめましょう。「私の日常」をしっかり確認し、そこからスタートし、そこに戻れる自分を保つことが、「セルフケア強化法」の目的です。

おわりに——出口はすぐそこにあります

「きっかけ」があれば出口が見えてくる

私はこれまで、カウンセリングを通して、多くの人々の相談に応じてきました。悩みは人さまざまですが、そのきっかけの多くは小さな「不安」から始まります。対人関係の悩み、不安、やがて自分を「ダメ」だと思い始め、生活まで疲れていってしまう。そして、永遠に出られない迷路に入ってしまった、「私の人生は終わった」と考えてしまう人もいます。

とてもつらいことだと思います。

しかし、私は、その人のすぐ隣に、不安やつらさから脱出できる出口はあると思います。でも自分だけでは、なかなか気付けないものです。

本書は、その出口に向けて歩き出す「きっかけ」になってくれればと思い、まとめました。

「私は大丈夫」。そうあなたが思えたのなら、とてもうれしいです。

もし、あなたの周囲につらそうにしている、周りの「怒り」に悩んでいる同僚や部下、友人がいたら、ぜひ本書を紹介してください。

また、職場でのストレス、悩み、生活の不安には、今、さまざまな相談窓口があります。本書を読んで「私の不安には出口がある」ことを知ったなら、ぜひ誰かに、どこかに相談することをお勧めします。

最後に、執筆の過程では、多くの方に大変お世話になりました。

特に、時事通信出版局の坂本建一郎さんには、粘り強く私にお付き合いいただきました。また、読者の皆様に少しでもお役に立てる本にするために、多大なご助言をいただきました。坂本さんがいなければ、この本が完成することはありませんでした。ありがとうございました。そして仕事で出会った方々、学びの場の仲間、友人からも、たくさんの示唆を受けました。ありがとうございました。いつも私を見守ってくれている家族にも感謝です。ありがとう。

もっと知りたい人のための参考文献など

安藤俊介『アンガーマネジメント入門』(朝日文庫)
山本晴義・曽田紀子『初任者・職場管理者のためのメンタルヘルス対策の本』(労務行政)
杉田峰康・国谷誠朗『脚本分析』(チーム医療)
新里里春・水野正寛、桂載作、杉田峰康『交流分析とエゴグラム』(チーム医療)
一般社団法人日本アンガーマネジメント協会
ウェブサイト　https://www.angermanagement.co.jp/
一般社団法人日本産業カウンセラー協会
ウェブサイト　http://www.counselor.or.jp/

【著者紹介】

宮本 剛志（みやもと・つよし）

シニア産業カウンセラー・研修講師。

1976年生まれ。16年間、一部上場企業(ベネッセグループ)にて事業所責任者・本社課長・相談室長(部長職)として、社内マネジメント業務に加えて、研修や相談対応・社員面談を実施。危機管理やコンプライアンス対策の業務も担務として、健康的で働きやすい組織づくりに取り組む。現在は、アンガーマネジメント・シニアファシリテーターとして活動。企業・官公庁・学校にて、年間約150回の講演や研修。年間延べ約320人のカウンセリングを行う。

〈企業・官公庁・学校の担当者の皆様へ〉

カウンセリングや研修についてのご相談は、以下の弊社ホームページからお願いいたします。「怒りをぶつけてしまうパワハラ行為者の改善をしてほしい」等、怒る側の改善を希望される場合もご相談ください。

株式会社メンタル・リンク
https://mental-link.co.jp/

『怒《いか》る上司《じょうし》のトリセツ』

2019年2月21日　初版発行

著　者：宮本　剛志
発行者：松永　努
発行所：株式会社時事通信出版局
発　売：株式会社時事通信社
〒104-8178　東京都中央区銀座 5-15-8
電話03(5565)2155　https://bookpub.jiji.com/

装丁／DTP　梅井裕子（DECK C.C.）
イラスト　岡林玲
制作協力　塩澤雄二（神楽出版企画）
編集担当　坂本建一郎
印刷／製本　中央精版印刷株式会社

ISBN978-4-7887-1592-9　C0030　Printed in Japan

★本書のご感想をお寄せください。宛先はmbook@book.jiji.com

時事通信社・刊

◆使えば増える！お金の法則《ルール》――ワクワクしながら資産づくり

垣屋　美智子 著

◆四六判　二二二頁　本体一四〇〇円＋税

あなたのお金の使い方、間違っていませんか――。お金は、貯金してもそれ以上には増えません。何かに使わないと増えないのです。一生お金に困らないために、今すぐ始められる資産づくりとは？

◆次の震災について本当のことを話してみよう。

福和　伸夫 著

◆四六判　二八〇頁　本体一五〇〇円＋税

国民の半数が被災者になる可能性がある南海トラフ大地震。それは「来るかもしれない」のではなくて、「必ず来る」。関東大震災の「火災」、阪神淡路大震災の「家屋倒壊」、東日本大震災の「津波」――。これらを同時に経験するかもしれない私たちに、今すぐできることは何か。

◆薀蓄雑学 説教の事典――上司も部下も必携！ビジネスを変える167話

池田　克彦 著

◆四六判　三〇八頁　本体一五〇〇円＋税

桜田門（警視庁）で語られた面白すぎる訓示！　ビジネス、あらゆる組織のマネジメントに役立つすべての訓示を集大成。警察庁入庁前、吉本興業に誘われた過去を持つ博覧強記の人が日本の訓示文化を変える！　警察ミステリーの旗手・堂場瞬一氏との特別対談を収録。